职业教育食品类专业教材

食品营养成分检测

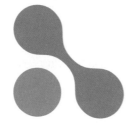

U0219679

张 磊 王 薇 主编

中国轻工业出版社

图书在版编目（CIP）数据

食品营养成分检测 / 张磊，王薇主编. —北京：中国轻
工业出版社，2024.8
  ISBN 978-7-5184-4375-8

  Ⅰ.①食… Ⅱ.①张…②王… Ⅲ.①食品营养 ②食品
检验 Ⅳ.① R15 ② TS207.3

  中国国家版本馆CIP数据核字（2023）第028867号

责任编辑：张　靓　王宝瑶　责任终审：张乃柬　设计制作：锋尚设计
策划编辑：张　靓　王宝瑶　责任校对：晋　洁　责任监印：张　可

出版发行：中国轻工业出版社（北京鲁谷东街5号，邮编：100040）
印　　刷：艺堂印刷（天津）有限公司
经　　销：各地新华书店
版　　次：2024年8月第1版第1次印刷
开　　本：787×1092　1/16　印张：15
字　　数：340千字
书　　号：ISBN 978-7-5184-4375-8　定价：62.00元
邮购电话：010-85119873
发行电话：010-85119832　010-85119912
网　　址：http://www.chlip.com.cn
Email：club@chlip.com.cn

本书编写人员

主　编　张　磊　王　薇

参　编　蔺　瑞　刘　娅　刘　蕊　于　超
　　　　孙婷婷　王冬梅　杨　艳　张彩霞

前　言

"食品营养成分检测"是食品加工与检验专业的核心课程，涉及食品安全、食品检测和食品分析等学科知识。本教材由多年从事食品安全检测教学的骨干教师和企业专家，在充分调研企业岗位要求和学校教学需求的基础上进行编写。

本教材根据食品检验岗位真实的工作任务设置学习情境，以典型性、实践性、职业性、先进性为原则选取工作任务，并结合相关理论知识，使之成为学习任务，同时融入职业素质内容，使学生在掌握理论知识、专业技能的同时，逐步形成并提高个人职业素养。本教材以食品检验岗位能力需要为主线，以岗位真实工作任务为载体，融入最新国家标准与新技术、新工艺、新方法及课程思政内容，通过扫码看微课、扫码做预习测试等环节，调动学生学习积极性。学生通过完成不同的任务，掌握食品营养成分检测的工作技能，实现职业能力的提高。

依据食品检测岗位实际工作需求，本教材包括六个项目：食品中水分含量的检测、食品中脂肪含量的检测、食品中碳水化合物含量的检测、食品中蛋白质和氨基酸态氮含量的检测、食品中灰分和矿物质含量的检测、食品中维生素含量的检测，使学生掌握食品安全检测基本理论知识和食品安全检测岗位应用性知识的同时，学会食品营养成分检测基本操作规范和技能，能独立完成食品营养成分检测和报告，具备食品安全责任意识、安全防护意识和严谨求实、客观公正、爱岗敬业的职业素质。本教材可作为食品类及其相关专业的教材或教学参考书，还可供从事食品安全检验和食品生产等领域的专业人员参阅。

本教材在编写过程中参阅了大量的书籍和文献，同时得到了中国肉类食品综合研究中心、北京三元食品股份有限公司、北京义利食品有限公司、北京一轻产品质量检测有限公司、北京一轻食品集团有限公司、中国食品发酵工业研究院等的大力支持。本教材由张磊、王薇担任主编，蔺瑞、刘娅、刘蕊、于超、孙婷婷、王冬梅、杨艳、张彩霞参与编写。杨晶、刘倩、李胜男、卢凯、韩静、赵栩楠为本教材的编写做了大量工作，在此表示诚挚的感谢。

由于时间和编者水平有限，书中不妥之处在所难免，恳请读者批评指正。

目 录

食品中水分含量的检测

任务一 面粉中水分含量的检测

学习目标

知识目标
1. 能说出测定食品中水分含量的意义。
2. 能解释直接干燥法测定食品水分含量的原理。
3. 能说出面粉中水分含量的测定流程。

技能目标
1. 能根据食品的状态，正确选择水分的测定方法。
2. 能熟练进行称量瓶的干燥、恒重。
3. 能熟练进行样品的称量、干燥及恒重。
4. 能准确记录数据与处理数据，并正确评价面粉中水分含量是否符合标准。

素养目标
1. 能根据标准规范操作，正确预防、处理实验中存在的安全隐患和风险，提高安全意识，树立安全第一的观念。
2. 能遵守现场8S管理标准，维护整理、整顿、清扫、清洁的工作成果，养成遵守标准制度的行为习惯，提升食品检验职业素养。
3. 能根据任务要求完成操作，在检测过程中，培养细致沉着的工作态度和认真负责的职业精神。

■ 任务描述

面粉中的水分含量是衡量面粉品质的重要指标之一，合理的水分含量既有利于面粉的长期储存，也能确保所制作的产品具有良好的组织结构和口感。如果面粉中水分含量过高，易发热、发霉、变质、生虫，会严重影响面粉的品质。因此，面粉生产企业应严格控制生产工艺，检验部门则应严格按照相关标准检测面粉的水分含量，以确保面粉的品质。本任务依据GB 5009.3—2016《食品安全国家标准 食品中水分的测定》进行检验，按照以下环节完成任务。

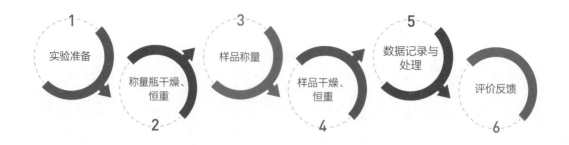

● 任务要求

1. 独立完成面粉中水分含量的检测。
2. 学会面粉中水分含量检测的数据记录与处理。

● 知识导学

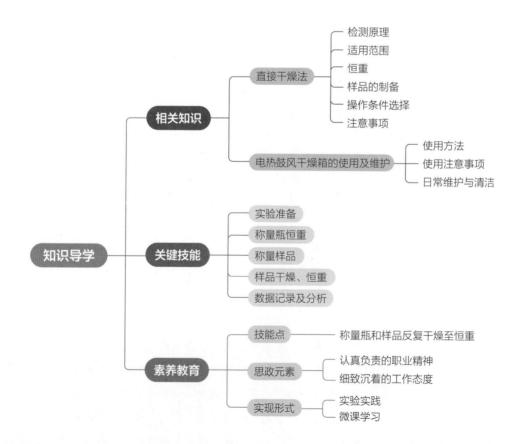

📖 知识链接

一、资源链接

通过网络获取GB 5009.3—2016《食品安全国家标准 食品中水分的测定》及JJG 196—2006《常用玻璃量器检定规程》、GB/T 6682—2008《分析实验室用水规格和试验方法》、GB/T 8170—2008《数值修约规则与极限数值的表示和判定》等相关资料。扫码获取面粉中水分含量的检测微课。

面粉中水分含量的检测微课

二、相关知识

(一)直接干燥法

1. 检测原理

利用食品中水分的物理性质,在101.3kPa(一个标准大气压),温度101~105℃下采用挥发方法测定样品干燥减失的质量,包括吸湿水、部分结晶水和该条件下能挥发的物质,再通过干燥前后的称量数值计算出水分的含量。

2. 适用范围

直接干燥法适用于在101~105℃下,蔬菜、谷物及其制品、水产品、豆制品、乳制品、肉制品、卤菜制品、粮食(水分含量低于18%)、油料(水分含量低于13%)、淀粉及茶叶类等食品中水分的测定,不适用于水分含量小于0.5g/100g的样品。

3. 恒重

恒重是指两次称量所得质量之差不得超过一定的允许误差。在使用直接干燥法检测时,由于没有直观的指标观察水分是否蒸发干净,所以可以依据是否达到恒重来判断。在测定水分含量时,恒重是指供试品连续两次干燥后的质量差异在2mg以下的质量。需要注意的是,干燥至恒重的第二次及以后各次称重均应在规定条件下继续干燥1h后进行,在每次干燥后应立即取出放入干燥器中,待冷却至室温后称量。

4. 样品的制备

样品的制备方法常因食品种类及其存在状态的不同而异,一般情况下,食品以固态(如面包、饼干、乳粉等)、浓稠态(如炼乳、糖浆、果浆等)和液态(如牛乳、果汁等)存在。

(1)固态样品 固态样品必须磨碎,全部经过20~40目筛,混匀。在磨碎过程中,要防止样品水分含量变化。一般水分在14%以下时称为安全水分,即在实验室条件下进行粉碎过筛等处理,水分含量一般不会发生变化,但要求动作迅速,制备好的样品存于干燥洁净的磨口瓶中备用。对于水分含量在16%以上的样品,由于在粉碎过程中会造成水分显著损失,通常采用二步干燥法进行测定,即先将样品称出总质量后,在自然条件下风干

15~20h，使其达到安全水分标准（即与大气湿度大致平衡），再准确称重，然后将风干样品粉碎过筛、混匀，贮于洁净干燥的磨口瓶中备用。

（2）浓稠态样品　浓稠态样品直接加热干燥，其表面易结硬壳焦化，使内部水分蒸发受阻，故在测定前，需加入精制海砂或无水硫酸钠，搅拌均匀，以增大蒸发面积。但测定中，应先准确称样，再加入已知质量的海砂或无水硫酸钠，搅拌均匀后干燥至恒重。

（3）液态样品　液态样品直接高温加热，会因沸腾而造成样品损失，故需经低温浓缩后，再进行高温干燥。测定时先准确称样于已烘干至恒重的蒸发皿内，然后置于水浴锅上蒸发至近干，再移入干燥箱中干燥至恒重。

5. 操作条件选择

操作条件选择主要包括称样质量、称量皿规格、干燥设备及干燥条件等的选择。

（1）称样质量　测定时称样的质量一般控制在样品干燥后的残留物质量在1.5~3g为宜。对于水分含量较低的固态、浓稠态食品，将称样质量控制在3~5g，而对于果汁、牛乳等液态食品，通常每份样品质量控制在15~20g为宜。

（2）称量皿规格　称量皿分为玻璃称量瓶和铝质称量盒两种。前者能耐酸碱，不受样品性质的限制，故常用于干燥法。铝质称量盒质量轻，导热性强，但对酸性食品不适宜，常用于减压干燥法。称量皿规格的选择，以样品置于其中平铺开后厚度不超过皿高的1/3为宜。

（3）干燥设备　电热烘箱有多种形式，一般使用强力循环通风式，其风量较大，烘干大量试样时效率高，但质轻试样有时会飞散，若仅作测定水分含量用，最好采用风量可调节的烘箱。当风量减小时，烘箱上隔板（1/3）~（1/2）面积的温度能保持在"规定温度±1℃"的范围内，即符合测定使用要求。温度计通常处于离隔板3cm的中心处，为保证测定温度较恒定，并减少取出过程中因吸湿而产生的误差，测定的称量皿一批最好为8~12个，并排列在隔板较中心的部位。

（4）干燥条件　干燥温度一般控制在95~105℃，对热稳定的谷物等，可提高到120~130℃进行干燥；对含还原糖较多的食品应先用低温（50~60℃）干燥0.5h，然后以100~105℃干燥。干燥时间的确定有两种方法：第一种是干燥到恒重；第二种是规定一定的干燥时间。前者基本能保证水分蒸发完全，后者适用于准确度要求不高的样品，如各种饲料中水分含量的测定，可采用第二种方法进行。

6. 注意事项

（1）水果、蔬菜样品，应先洗去泥沙后，再用蒸馏水冲洗一次，然后用洁净纱布吸干表面的水分。

（2）在测定过程中，称量皿从烘箱中取出后，应迅速放入干燥器中进行冷却，否则不易达到恒重。

（3）对热稳定的样品在加热过程中，其组分由于发生化学反应而引起的质量变化可以忽略不计。

（4）干燥器内一般用硅胶作干燥剂，硅胶吸湿后效能会降低，故当硅胶蓝色减褪或变红时，需及时换出，置于135℃左右烘2～3h使其再生后再用。硅胶若吸附油脂等，除湿能力也会大大减低。

（5）用直接干燥法测得的水分质量包含了所有在100℃下失去的挥发物的质量，如微量的芳香油、醇、有机酸等挥发性物质的质量。

（6）含有较多氨基酸、蛋白质及羰基化合物的样品，长时间加热则会发生羰氨反应析出水分而导致误差，对此类样品宜用其他方法测定水分含量。

（7）直接干燥法所用的设备和操作都比较简单，但是由于直接干燥法不能完全排出食品中的结合水，所以它不可能测定出食品中的真实水分含量。

（8）测定水分含量之后的样品，可以用于测定脂肪、灰分的含量。

（9）称量样品时，要戴细纱手套或脱脂薄纱手套，禁止直接用手操作，以免造成偶然误差，且手套不能带离天平室。

（10）干燥箱内温度高，操作时应戴隔热手套。

（二）电热鼓风干燥箱的使用及维护

电热鼓风干燥箱（以下简称干燥箱）的结构如图1-1所示。

1. 使用方法

（1）电热鼓风干燥箱要放在室内水平处使用，同时要求在环境温度<40℃，空气相对湿度<85%的条件下工作。

（2）应使用专用的插头插座，并且要使用比电源线粗一倍的导线接地。使用前要检查电器绝缘性能，并且注意是否有断路、短路及漏电现象。

（3）接通电源，开启设备开关，红色指示灯亮，表示电源已接通。

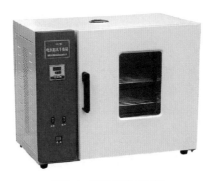

图1-1　电热鼓风干燥箱

（4）将实验物品放入干燥箱内，将玻璃门与外门关上，再将箱顶部的换气阀适当旋开。

（5）拨动鼓风开关至"开"处，鼓风电动机开始运转。

（6）通过操作面板将温度调至所需温度（按照设备操作规程操作）。红色指示灯亮，表示加热器工作。

（7）箱内温度达到设定值，绿色指示灯亮，开始计时。

（8）当达到处理时间时，关闭设备开关，待温度降至80℃以下时开启箱门，取出实验物品（操作时注意戴手套）。

（9）关闭电源。

2. 使用注意事项

（1）通电前请检查该箱的电器性能，并应注意是否有断路或漏电现象。

（2）箱体内必须有接地，通电切忌用手触及电器线路，勿用潮湿物品及水清洗仪器。

（3）电源线不可缠绕在金属物上，不可放置在高温或潮湿的地方，以防止橡胶老化导致漏电。

（4）仪器在工作状态时，切勿将水溅在玻璃观察窗上，以防爆裂。

（5）为使箱内空气畅通，保持箱内受热均匀，放置在箱内的实验物品不宜过挤。内室底板靠近电热器，故不宜放置实验物品。

（6）干燥实验物品时，顶部的换气阀门应适当旋开，以便水蒸气逸出；停止使用时换气阀应关闭，以免潮气和灰尘进入。

（7）易燃物品不宜放入箱内，做高温烘焙时，事先测得各物品的燃烧温度值，特别是气体物品，应防止因超温而引起爆炸。

（8）应保持线路干燥清洁，如发生故障，应及时切断电源，进行维修。

（9）鼓风电机不能连续工作，工作时长不超过4h。

（10）使用时应定时查看，如果出现异常情况，应立即关闭电源，请专业人员查看并维修。

（11）干燥箱的型号不同，其升温、恒温的操作方法及指示灯的颜色也有差异，使用时应以随箱所带的说明书为准进行操作。

3. 日常维护与清洁

（1）每次使用完毕，应立即清洁仪器并悬挂相应标志，及时填写仪器使用记录。

（2）干燥箱要保持清洁，在清洁时应用软布蘸中性洗涤剂擦洗箱体表面污迹、污垢，目测无洗涤剂残留后，再用干净的抹布擦干。

（3）干燥箱中的铁丝网上勿放置腐蚀性的物质，以免腐蚀箱体内部。

（4）干燥箱设备内外表面应该光亮、整洁，没有污迹。

三、问题探究

1. 干燥法测定水分的操作过程中最容易引起误差的情况有哪些？

（1）糖类，特别是果糖，对热不稳定，当温度超过70℃时会发生氧化分解。

（2）含有较多氨基酸、蛋白质及羰基化合物的样品，长时间加热会发生羰基反应析出水分。

（3）样品一定要恒重，时间要保证能在干燥器内冷却彻底。

2. 利用干燥法测定水分含量时，样品需要满足哪些条件？

（1）水分是样品中唯一的挥发物质，不含或含有极微少的其他挥发性成分。

（2）水分可以较彻底地被去除，即含胶态物质、含结合水量少。因为常压很难把结合水除去，只能用真空干燥除去结合水。

（3）选择对热稳定的食品，在加热过程中，样品中的其他组分由于发生化学反应而引起的质量变化可以忽略不计。

四、预习与讨论

阅读学习相关资源，归纳食品中水分含量测定的相关知识；完成老师发布的预习小测验等相关预习任务，手机扫码完成预习测试。

面粉中水分含量的
检测预习测试

> 🔔 **提示**
>
> 在整个任务实施过程中遵守实验室用水、用电安全操作指南及实验室各项规章制度和玻璃器皿的安全使用规范。

📋 任务实施

一、实验准备

1. 仪器与设备

配图	仪器与设备	说明
	干燥箱	（1）干燥箱温度<80℃后才可打开箱门； （2）鼓风电机不能连续工作，工作时长最长不超过4h
	电子天平：精确至0.0001g	称量完毕后，及时取出被称物品，并保持天平清洁

配图	仪器与设备	说明
	玻璃矮型称量瓶	内径为60~70mm，高度<35mm
	干燥器	（1）打开干燥器时，不能往上掀盖，应用左手按住干燥器，右手小心地把盖子稍微推开，等冷空气徐徐进入后，才能完全推开，盖子必须仰放在桌子上； （2）不可将太热的物体放入干燥器中

2. 检测样品

配图	样品名称	说明
	样品：面粉	本任务选用市售的面粉为实验样品

二、实施操作

1. 称量瓶烘干、恒重

配图	操作步骤	操作说明
	（1）取干净称量瓶，置于干燥箱内，瓶盖斜放于旁边	（1）称量前准备好原始记录本； （2）将称量瓶编号，每个样品做三次平行实验； （3）本次操作需要对称量瓶和样品进行反复干燥至恒重，需要学生具有细致沉着的工作态度和认真负责的职业精神
	（2）待温度升至103℃±2℃开始计时，加热1h后，称量瓶盖好，取出，置于干燥器内冷却0.5h	（1）干燥箱温度低于80℃后才可打开箱门； （2）取出称量瓶时先盖好盖子，再用纸条套住从干燥箱中取出； （3）称量瓶从干燥箱中取出后，应迅速放入干燥器中冷却，避免在空气中吸收水分

配图	操作步骤	操作说明
	（3）取出称量瓶准确称量，将数据记录在原始记录本中	为避免误差，称量时要戴手套，动作迅速，避免称量瓶吸收空气中的水分
	（4）重复以上称量瓶干燥过程，直到称量瓶前后两次质量之差不超过2mg，即为恒重，记录称量数据	每次称量后都应准确填写原始记录，数据记录清晰、工整

2. 样品称重

配图	操作步骤	操作说明
	称取5~10g（精确至0.0001g）面粉样品，放置于称量瓶中，记录数据	（1）应用直接称量法称量面粉样品和称量瓶； （2）样品称量要迅速； （3）样品在称量瓶中铺开后，以厚度不超过瓶高的1/3为宜

3. 样品干燥、恒重

配图	操作步骤	操作说明
	（1）样品称量后，置于干燥箱内，称量瓶盖斜支于旁边，待温度升至103℃±2℃开始计时	加热过程中应随时观察干燥箱的温度显示，及时发现可能出现的异常状况
	（2）干燥2~4h后，盖好取出，置于干燥器内冷却0.5h，取出后应准确称量（精确至0.1g），记录数据	称量瓶从干燥箱中取出后，应迅速放入干燥器中冷却，避免在空气中吸收水分

配图	操作步骤	操作说明
	（3）将称量瓶再次放入干燥箱内，103℃±2℃干燥1h后，加盖取出，放入干燥器内冷却0.5h，取出后准确称量，记录数据	样品称量要迅速
	（4）重复以上加热操作，直至前后两次质量之差不超过2mg，记录数据	按要求填写仪器使用记录

三、记录原始数据

在表1-1中记录原始数据。

表1-1 面粉中水分含量的检测原始数据记录表

项目名称			样品编号		
主要仪器设备					
检测依据			环境条件	温度 ℃，相对湿度 %	
主要检测步骤：					

检测项目		编号		
		Ⅰ	Ⅱ	Ⅲ
烘前试样与称量瓶质量（m_1）/g	1			
	2			
	3			
烘后试样与称量瓶质量（m_2）/g	1			
	2			
	3			
称量瓶的质量（m_3）/g				
水分含量（X）/（g/100g）	测定值			
	平均值			
检验人员			校核人员		
检验日期			校核日期		

四、数据处理

试样中的水分含量，按下式进行计算：

$$X = \frac{m_1 - m_2}{m_1 - m_3} \times 100$$

式中　X——试样中水分的含量，g/100g；

　　　　m_1——烘前试样与称量瓶的质量，g；

　　　　m_2——烘后试样与称量瓶的质量，g；

　　　　m_3——称量瓶的质量，g；

　　　　100——单位换算系数。

水分含量≥1g/100g时，计算结果保留三位有效数字；水分含量<1g/100g时，计算结果保留两位有效数字。

在重复性条件下获得的两次独立测定结果的绝对差值不得超过算术平均值的10%。

═ 评价反馈 ═

"面粉中水分含量的检测"考核评价表

评价方式	考核项目	评价项目		评价要求	评价分数
自我评价10%	实验准备	1. 能正确计算面粉中水分含量		正确计算（2分）	
		2. 能小组协作正确完成样品恒重		正确完成样品恒重（2分）	
	学习成果	任务目标完成情况		能完成任务目标（6分）	
学生互评20%	检测原理	能用检测原理解释实验结果		能口述检测原理（3分）	
	操作技能	1. 能按照操作规范进行食品（面粉）水分的检测	称量瓶编码	三角瓶编码（1分）	
			称量瓶检漏	操作正确（1分）	
			称量瓶清洗	自来水洗（1分）	
				蒸馏水洗（1分）	
			称量瓶润洗	操作正确（1分）	
			称量瓶烘干	操作正确（1分）	
			称量瓶称重	操作正确（1分）	
			称量瓶恒重	操作正确（1分）	

续表

评价方式	考核项目	评价项目		评价要求	评价分数
学生互评20%	操作技能	1. 能按照操作规范进行食品（面粉）水分的检测	样品称重	操作正确（1分）	
			样品干燥	操作正确（1分）	
			样品称量	操作正确（1分）	
			样品恒重	操作正确（1分）	
			计算	计算正确（1分）	
		2. 能对检验数据进行记录、处理，对结果进行分析、判断		记录原始数据（1分）	
				书写计算过程（1分）	
				结果保留三位有效数字（1分）	
				判断水分含量结果（1分）	
教师学业评价70%	课前	方法能力	课前学习	课前能独立通过网络学习资源库获取食品（面粉）水分的检测标准，并结合微课归纳检测要点（5分）	
		知识素质	相关知识	1. 正确写出本次实验检测依据及方法（2分）	
				2. 正确完成课前预习题（2分）	
				3. 正确写出食品（面粉）水分的检测原理（2分）	
				4. 正确写出面粉中水分含量测定的计算公式（2分）	
				5. 能正确答出操作过程中的思考题（2分）	
	课中	实操能力	实验操作	1. 能写出工作流程（5分）	
				2. 能通过观看微课，完成实验流程图（5分）	
				3. 能按照操作规范进行食品（面粉）水分的检测，能正确判断水分含量是否合格（20分） 实验相关器材准备（2分）	
				实验试剂配制（2分）	
				称量瓶烘干、称重（3分）	
				干燥箱使用（3分）	
				干燥器使用（3分）	
				样品称重（3分）	
				样品干燥、称重（4分）	
				4. 能对检验结果进行记录和数据处理（10分） 记录原始数据（4分）	
				书写计算过程（6分）	

续表

评价方式	考核项目		评价项目	评价要求	评价分数
教师学业评价70%	课中	实操能力	实验操作	5. 能正确判断面粉中水分含量是否合格（2分）	
				6. 结果保留三位有效数字（3分）	
				7. 结果记录真实，字迹工整，报告规范（5分）	
	课后	方法能力	任务拓展	完成淀粉中水分含量的检测方案设计，绘制相关操作流程或录制检测视频（5分）	
总分					

注：每个评分项目里一旦出现安全问题则为0分。

◼ 学习心得

◼ 拓展训练

　○ 完成淀粉中水分含量的检测方案设计，绘制相关操作流程或录制检测视频。（提示：可利用互联网、国家标准、微课等。）

巩固反馈

1. 简述面粉中水分含量检测的原理。

2. 简述面粉中水分含量检测的操作流程。

3. 课后总结所学内容，与老师和同学进行交流讨论并完成本任务的教学反馈。

任务二　白砂糖中水分含量的检测

学习目标

知识目标	1. 能说出食品中水分含量的意义。 2. 能解释真空干燥法测定食品水分含量的原理。 3. 能说出白砂糖中水分含量的测定流程。
技能目标	1. 能根据食品的状态，正确选择水分的测定方法。 2. 会熟练进行称量瓶的干燥、恒重。 3. 能正确进行样品的称量、干燥及恒重。 4. 能准确记录数据与处理数据，并正确评价白砂糖中水分含量是否符合标准。
素养目标	1. 能与他人合作融洽，正确表达自己的意见，培养团结协作的精神和独立思考的能力。 2. 能遵守现场8S管理标准，准确记录原始数据，保证数据真实有效，形成诚实守信的职业精神。 3. 检测过程严格遵守操作规范，培养严谨求实的工作态度，提升职业素养。

● 任务描述

　　白砂糖中的水分含量是影响白砂糖品质及其保藏特性的重要指标之一。如果白砂糖中水分含量过高，在储存过程中容易发生结块，同时易受到微生物污染，导致变质。因此，准确测出白砂糖中的水分含量，是保证白砂糖质量的重要手段。本任务依据GB 5009.3—2016《食品安全国家标准　食品中水分的测定》进行检验，按照以下环节完成任务。

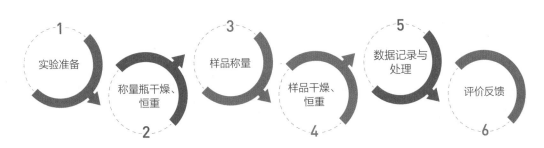

● 任务要求

1. 独立完成白砂糖中水分含量的检测。
2. 学会白砂糖中水分含量的数据记录与处理。

● 知识导学

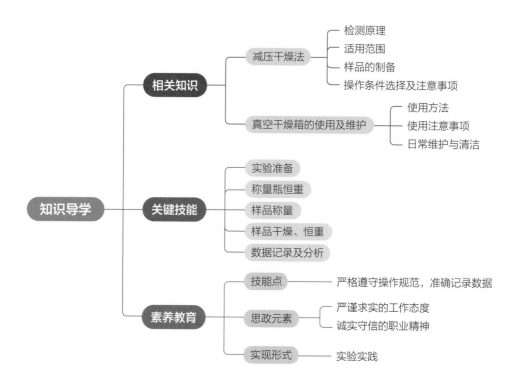

📖 知识链接

一、资源链接

通过网络资源获取GB 5009.3—2016《食品安全国家标准　食品中水分的测定》及JJG 196—2006《常用玻璃量器检定规程》、GB/T 6682—2008《分析实验室用水规格和试验方法》、GB/T 8170—2008《数值修约规则与极限数值的表示和判定》等相关资料。

二、相关知识

（一）减压干燥法

1. 检测原理

利用食品中水分的物理性质，在达到40～53kPa压力后加热试样至60℃±5℃，采用减压烘干方法去除试样中的水分，再通过烘干前后的称量数值计算出水分的含量。

2. 适用范围

减压干燥法适用于高温易分解的样品及水分较多的样品（如糖、味精等食品）中水分的测定，不适用于添加了其他原料的糖果（如奶糖、软糖等食品）中水分的测定，不适用于水分含量<0.5g/100g的样品（糖和味精除外）。

3. 样品的制备

同任务一的直接干燥法。

4. 操作条件选择及注意事项

操作条件选择主要包括称样质量、称量皿规格、干燥设备及干燥条件等的选择。

（1）称样质量　同项目一任务一的直接干燥法。

（2）称量皿规格　同项目一任务一的直接干燥法。

（3）干燥设备

①减压干燥法时间是自真空干燥箱内部压力降至规定真空度起计时，一般每次烘干时间为2h，但有的样品则需5h。

②第一次使用的铝皿要反复烘干两次，每次置于调节到规定温度的干燥箱内干燥1～2h后，移至干燥器内冷却45min，称重（精确到0.1mg）；以后再使用时，通常可采用前一次的恒量值。

③恒量一般以减量不超过0.5mg为标准，对受热后易分解的样品则可以不超过1～3mg的减量值为恒量标准。不过，在使用真空干燥箱时还需注意：如果被测样品中含有大量的挥发物质，应考虑使用校正因子来弥补挥发量；另外，在真空条件下热量传导不是很好，因此，称量瓶应该直接放置在金属架上，以确保良好的热传导。

（4）干燥条件

①减压干燥法选择的压力一般为40～53kPa，温度为50～60℃，但应根据实际情况选择压力和温度。

②蒸发是一个吸热过程，因此要控制样品的数量，以防止多个样品放在同一个箱中使箱内温度降低，影响蒸发。但不能通过升温弥补冷却效应，否则样品在最后干燥阶段可能会产生过热现象。

③干燥时间取决于样品的总水分含量、样品的性质、单位质量的表面积、是否使用海

砂、是否含有较强持水能力和易水解的糖类，以及其他化合物等因素。

（二）真空干燥箱的使用及维护

真空干燥箱（以下简称为真空箱）的结构如图1-2所示。

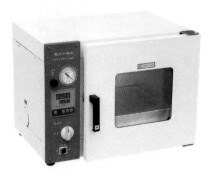

图1-2　真空干燥箱

1. 使用方法

（1）将需要干燥处理的物品放入真空干燥箱内，关上箱门，并关闭放气阀，开启真空阀，接通真空泵电源开始抽气，当箱内真空度达到-0.1MPa时，关闭真空阀，再关闭真空泵电源。

（2）把真空干燥箱电源开关拨至"开"处，选择设定温度，箱内温度开始上升，当箱内温度接近设定温度时，加热指示灯会忽明忽暗，反复多次，一般在120min以内可进入恒温状态。

（3）当所需工作温度较低时，可采用二次设定方法，如所需温度为60℃，第一次可设定50℃，等温度过冲（温度超过设定温度5℃以上）开始回落后，再设定为60℃，这样可降低甚至杜绝温度过冲现象，使其尽快进入恒温状态。

（4）根据不同物品的潮湿程度，应选择不同的干燥时间。如果干燥时间较长，真空度下降，则需再次抽气恢复真空度，操作时应先开真空泵电源，再开启真空阀。

（5）干燥结束后，应先关闭干燥箱电源，开启放气阀，解除箱内的真空状态，再打开箱门取出物品（解除真空后，如果密封圈与玻璃门吸紧变形，则不宜立即打开箱门，经过一段时间，等密封圈恢复原形后，才能开启箱门）。

（6）关闭电源开关。

2. 使用注意事项

（1）真空箱外壳必须有效接地，以保证使用安全。

（2）真空箱应在相对湿度≤85%，周围无腐蚀性气体、无强烈震动源及强电磁场存在的环境中使用。

（3）真空箱工作室无防爆、防腐蚀等处理，不得放入易燃、易爆、易产生腐蚀性气体的物品进行干燥。

（4）根据不同物品的潮湿程度，选择不同的干燥时间。干燥的物品如潮湿，则最好在真空箱与真空泵之间加入过滤器，防止潮湿气体进入真空泵，造成真空泵故障。

（5）真空箱经多次使用后，会产生不能抽真空的现象，此时应更换门封条或调整箱体上的门扣伸出距离。当真空箱干燥温度高于200℃时，会产生慢漏气现象，此时拆开箱体背后盖板用内六角扳手拧松加热器底座，调换密封圈或拧紧加热器底座。

（6）放气阀橡皮塞若旋转困难，可在内侧涂上适量油脂润滑（如凡士林）。

（7）除维修外，不能拆开左侧箱体盖以免损坏电气控制系统。

（8）真空箱应经常保持清洁。箱门玻璃切忌用会发生反应的化学溶剂擦拭，应用松软棉布擦拭。

（9）若真空箱长期不用，将露在外面的电镀件擦净后涂上中性油脂，以防腐蚀，并套上塑料薄膜防尘罩，放置于干燥的室内，以免电器元件受潮损坏，影响使用。

（10）真空箱不需连续抽气使用时，应先关闭真空阀，再关闭真空泵电源，否则真空泵油要倒灌至箱内。

（11）使用电热真空箱时，必须有专人看管，以确保设备正常运行。

（12）真空箱若发生异常现象，应及时检查、维修，如果不能准确判断故障，要及时与技术部门联系。

3. 日常维护与清洁

（1）每次使用完毕，应立即清洁仪器并悬挂相应标志，及时填写仪器使用记录。

（2）干燥箱要保持清洁，在清洁时应用软布蘸中性洗涤剂擦洗，目测无洗涤剂残留后，再用干净的抹布擦干。

（3）干燥箱中的铁丝网上勿放置腐蚀性的物质，以免腐蚀箱体内部。

（4）效果评价：设备内外表面应该光亮、整洁，没有污迹。

三、问题探究

1. 含果糖较高的蜂蜜、水果样品和谷物样品分别采用什么方法进行干燥，为什么？

（1）含果糖较高的蜂蜜、水果样品选用减压（真空）干燥法，特别是果糖，对热不稳定，当温度超过70℃时会发生氧化分解。

（2）谷物样品选用直接干燥法，因为谷物对热比较稳定。

2. 食品中水分的存在状态有哪些？干燥过程主要除去的是哪一类水分？

（1）结合水（束缚水）　由氢键相结合的水，如在食品中与蛋白质活性基（—OH，

—NH，—NH$_2$，—COOH，—CONH$_2$）和碳水化合物的活性基（—OH）以氢键相结合而不能自由运动的水。结合水有两个特点：一，不易结冰（冰点-40℃）；二，不能作为溶质的溶媒。

（2）自由水（游离水） 组织、细胞中容易结冰，且能溶解溶质的那部分水，是自由水。干燥过程主要除去的是自由水。

四、预习与讨论

阅读学习相关资源，归纳食品中水分含量测定的相关知识；完成老师发布的预习小测验等相关预习任务，手机扫码完成预习测试。

白砂糖中水分含量
的检测预习测试

🔔 提示

在整个任务实施过程中遵守实验室用水、用电安全操作指南及实验室各项规章制度和玻璃器皿的安全使用规范。

任务实施

一、实验准备

1. 仪器与设备

配图	仪器与设备	说明
	真空箱	真空箱应在相对湿度≤85%，周围无腐蚀性气体、无强烈震动源及强电磁场存在的环境中使用，在真空箱内不得放入易腐、易燃、易爆物品进行干燥
	电子天平：精确至0.0001g	称量完毕后，及时取出被称物品，并保持天平清洁
	玻璃矮型称量瓶	内径为60～70mm，高度<35mm

配图	仪器与设备	说明
	干燥器	（1）打开干燥器时，不能往上掀盖，应用左手按住干燥器，右手小心地把盖子稍微推开，等冷空气徐徐进入后，才能完全推开，盖子必须仰放在桌子上； （2）不可将太热的物体放入干燥器中

2. 检测样品

配图	样品名称	说明
	白砂糖	本任务选用市售的白砂糖为实验样品

二、实施操作

1. 称量瓶烘干、恒重

配图	操作步骤	操作说明
	（1）取干净称量瓶，置于干燥箱内，瓶盖斜放于旁边	（1）称量前准备好原始记录本； （2）将称量瓶编号，每个样品做三次平行实验
	（2）待温度升至103℃±2℃开始计时，加热1h后，将称量瓶盖好，取出，置于干燥器内冷却0.5h	（1）干燥箱温度低于80℃后才可打开箱门； （2）取称量瓶时先盖好盖子，再用纸条套住从干燥箱中取出； （3）称量瓶从干燥箱中取出后，应迅速放入干燥器中冷却，避免在空气中吸收水分

配图	操作步骤	操作说明
	（3）取出称量瓶准确称量，将数据记录在原始记录本中	为避免误差，称量时要戴手套，动作迅速，避免称量瓶吸收空气中的水分
	（4）重复以上称量瓶干燥过程，直到称量瓶前后两次质量之差不超过2mg，即为恒重，记录称量数据	（1）每次称量后都准确填写原始记录，数据记录清晰、工整； （2）检测过程中要严格遵守操作规范，准确填写原始记录表，要求数据真实有效，需要有严谨求实的工作态度和诚实守信的职业精神

2. 样品称量

配图	操作步骤	操作说明
	称取5~10g（精确至0.0001g）样品，放置于称量瓶中，记录数据	（1）样品称量要迅速； （2）样品在称量瓶中铺开后，以厚度不超过瓶高的1/3为宜

3. 样品干燥、恒重

配图	操作步骤	操作说明
	（1）样品称量后，置于真空干燥箱内，称量瓶盖斜支于旁边	—
	（2）将真空箱连接真空泵，抽出真空箱内空气（所需压力一般为40~53kPa），并同时加热至所需温度（60℃±5℃），关闭真空泵上的活塞，停止抽气，使真空干燥箱内保持一定的温度和压力	为防止真空泵倒吸，关闭真空泵前应先缓慢打开二通活塞

配图	操作步骤	操作说明
	（3）经4h后，打开活塞，使空气经干燥装置缓缓通入至真空箱内，待压力恢复正常后再打开，取出称量瓶，放入干燥器中0.5h后称量	
	（4）重复以上加热（每次1h）与称量操作至恒重	减压干燥法测定水分含量时恒重一般以减量值不超过0.5mg为标准，但是对受热易分解的样品则可以不超过1~3mg（根据具体样品而定）的减量值为恒重标准

三、记录原始数据

在表1-2中记录原始数据。

表1-2　白砂糖中水分含量的检测原始数据记录表

项目名称			样品编号		
主要仪器设备					
检测依据			环境条件	温度　℃，相对湿度　%	
主要检测步骤:					

检测项目		编号		
		I	II	III
烘前试样与称量瓶的质量（m_1）/g	1			
	2			
	3			
烘后试样与称量瓶的质量（m_2）/g	1			
	2			
	3			
称量瓶质量（m_3）/g				
水分含量（X）/（g/100g）	测定值			
	平均值			
检验人员			校核人员		
检验日期			校核日期		

四、数据处理

试样中的水分含量，按下式进行计算。

$$X = \frac{m_1 - m_2}{m_1 - m_3} \times 100$$

式中　X——试样中水分的含量，g/100g；

　　　m_1——烘前试样与称量瓶的质量，g；

　　　m_2——烘后试样与称量瓶的质量，g；

　　　m_3——称量瓶质量，g；

　　　100——单位换算系数。

水分含量≥1g/100g时，计算结果保留三位有效数字；水分含量<1g/100g时，计算结果保留两位有效数字。

在重复性条件下获得的两次独立测定结果的绝对差值不得超过算术平均值的10%。

评价反馈

"白砂糖中水分含量的检测"考核评价表

评价方式	考核项目	评价项目		评价要求	评价分数
自我评价10%	实验准备	1. 计算白砂糖中水分含量		正确计算（2分）	
		2. 小组协作正确完成样品恒重		正确完成样品恒重（2分）	
	学习成果	任务目标完成情况		能完成任务目标（6分）	
学生互评20%	检测原理	用检测原理解释实验结果		能口述检测原理（3分）	
	操作技能	1. 能按照操作规范进行食品（白砂糖）水分的检测	称量瓶编码	三角瓶编码（1分）	
			称量瓶检漏	操作正确（1分）	
			称量瓶清洗	自来水洗（1分）	
				蒸馏水洗（1分）	
			称量瓶润洗	操作正确（1分）	
			称量瓶烘干	操作正确（1分）	
			称量瓶称重	操作正确（1分）	
			称量瓶恒重	操作正确（1分）	
			样品称重	操作正确（1分）	

续表

评价方式	考核项目	评价项目		评价要求	评价分数
学生互评20%	操作技能	1. 能按照操作规范进行食品（白砂糖）水分的检测	样品干燥	操作正确（1分）	
			样品称量	操作正确（1分）	
			样品恒重	操作正确（1分）	
			计算	计算正确（1分）	
		2. 能对检验数据进行记录、处理，对结果进行分析、判断		记录原始数据（1分）	
				书写计算过程（1分）	
				结果保留三位有效数字（1分）	
				判断水分含量结果（1分）	
教师学业评价70%	课前	方法能力	课前学习	课前能独立通过网络学习资源库获取食品（白砂糖）水分的检测标准，并归纳检测要点（5分）	
		知识素质	相关知识	1. 能正确写出实验检测依据及方法（2分）	
				2. 能正确写出课前预习题（2分）	
				3. 能正确写出食品（白砂糖）水分含量的检测原理（2分）	
				4. 能正确写出白砂糖中水分含量测定的计算公式（2分）	
				5. 能正确写出操作过程中的思考题（2分）	
	课中	实操能力	实验操作	1. 能正确写出工作流程（5分）	
				2. 能正确完成实验流程图（5分）	
				3. 能按照操作规范进行食品（白砂糖）水分含量的检测，能正确判断水分含量是否合格（20分）	实验相关器材准备（2分）	
					实验试剂配制（2分）	
					称量瓶烘干、称重（3分）	
					真空箱使用（3分）	
					干燥器使用（3分）	
					样品称重（3分）	
					样品干燥、称重（4分）	
			实验操作	4. 能对检验结果进行记录和数据处理（10分）	记录原始数据（4分）	
					书写计算过程（6分）	
				5. 能正确判断白砂糖中水分含量是否合格（2分）	
				6. 结果保留三位有效数字（3分）	
				7. 结果记录真实，字迹工整，报告规范（5分）	
	课后	方法能力	任务拓展	完成红糖中水分含量的检测方案设计，绘制相关操作流程或录制检测视频（5分）	
总分					

注：每个评分项目中一旦出现安全问题则计0分。

▪ 学习心得

▪ 拓展训练

○ 完成红糖中水分含量的检测方案设计，绘制相关操作流程或录制检测视频。（提示：可利用互联网、国家标准、微课等。）

📝 巩固反馈

1. 简述白砂糖中水分含量检测的原理。

2. 简述白砂糖中水分含量检测的操作流程。

3. 课后总结所学内容，与老师和同学进行交流讨论并完成本任务的教学反馈。

食品中脂肪含量的检测

任务一 沙琪玛中脂肪含量的检测

学习目标

知识 目标	1. 能说出食品中脂肪含量的常用测定方法及其适用范围和特点。 2. 能解释索氏提取法测定脂肪含量的原理。 3. 能说出脂肪测定中各种试剂的作用。
技能 目标	1. 能根据食品中脂肪存在状态及食品组成，正确选择脂肪的测定方法。 2. 会熟练操作脂肪测定仪。 3. 能正确地进行样品的预处理操作。 4. 能正确地对沙琪玛中的脂肪含量进行检测，会正确使用和回收乙醚或石油醚等有机溶剂。 5. 能准确进行数据记录与处理。
素养 目标	1. 通过对实验原理和实验方法的讲述，培养善于探索的科学实验精神。 2. 在任务检测过程中，严格按照操作规程规范操作，以严谨的科学态度、实事求是的工作作风对待任务。 3. 能够按现场8S及相关管理标准，整理现场和处理废弃物，使养成良好的岗位操作习惯，培养良好的职业素养。

● 任务描述

　　脂肪作为三大营养物质之一，广泛存在于各类食品中。脂肪含量是食品质量管理中的一项重要指标。测定食品的脂肪含量，在评价食品的品质、衡量食品的营养价值、实行工艺监督、生产过程的质量管理、研究食品的储藏方式是否恰当等方面都具有重要的意义。本任务依据GB 5009.6—2016《食品安全国家标准　食品中脂肪的测定》中第一法索氏抽提法进行检验，按照以下环节完成任务。

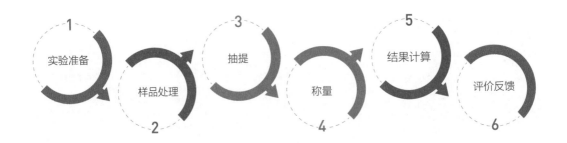

■ 任务要求

1. 独立完成沙琪玛中脂肪含量的检测任务。
2. 正确计算并表述沙琪玛中的脂肪含量。

■ 知识导学

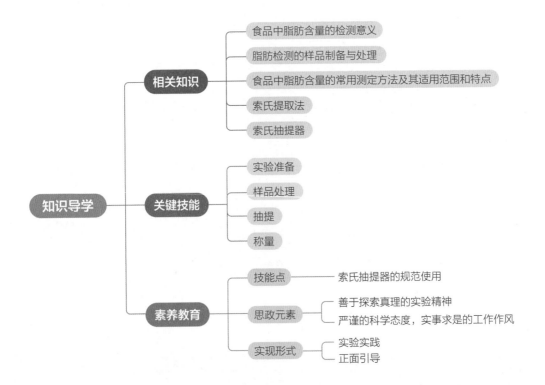

📖 知识链接

一、资源链接

通过网络资源获取GB 5009.6—2016《食品安全国家标准　食品中脂肪的测定》及JJG 196—2006《常用玻璃量器检定规程》、GB/T 602—2002《化学试剂　杂质测定用标准溶液的制备》、GB/T 603—2023《化学试剂　试验方法中所用制剂及制品的制备》、GB/T 8170—2008《数值修约规则与极限数值的表示和判定》等相关资料。

通过手机扫码获取沙琪玛中脂肪含量的检测微课。

沙琪玛中脂肪含量的检测微课

二、相关知识

（一）食品中脂肪含量的检测意义

脂肪可为人体提供必需脂肪酸，是人体重要的产能营养和储能物质。脂肪也有助于脂溶性维生素的吸收。另外，脂蛋白在调节人体生理机能和完成体内生化反应方面也起着十分重要的作用。

食品加工过程中，原料、半成品、成品的脂肪含量对产品的风味、组织结构、品质、外观、口感等都有直接的影响。如蔬菜本身的脂肪含量较低，在生产蔬菜罐头时，添加适量的脂肪可以改善产品的风味；对于面包之类的焙烤食品，脂肪含量特别是卵磷脂等组分，对面包心的柔软度、面包的体积及其结构都有影响。因此对于食品的脂肪含量的规定是食品质量管理中的一项重要指标。测定食品的脂肪含量，可以用来评价食品的品质、衡量食品的营养价值，而且对实行工艺监督、生产过程的质量管理和研究食品的储藏方式是否恰当等方面都有重要的意义。

（二）脂肪检测的样品制备与处理

用溶剂提取食品中的脂肪时，为了使有机溶剂能更有效地提取出脂肪，要根据食品种类及所用分析方法，在测定之前对样品进行制备与处理。检测脂肪所用的样品预处理的方法如下。

1. 粉碎

固体样品要粉碎，粉碎的方法有切碎、碾磨、绞碎或者均质等。粉碎后的颗粒大小要合适，注意粉碎过程中的温度，以防止脂肪氧化。

2. 加海砂

有些易结块的样品，用萃取剂比较难提取，可以加样品4~6倍量的海砂来保持样品的散粒状。

3．加入无水硫酸钠

加入无水硫酸钠可除去水分，有些含水量高的样品可加入适量无水硫酸钠，用量以样品呈粒状为宜。

4．干燥

干燥时要注意温度，干燥温度低，酶活力高，脂肪易降解；干燥温度高，脂肪易氧化成结合态。通常，较理想的干燥方法是冷冻干燥法。

5．酸水解

对于乙醚不能渗入内部的或含结合态脂肪的样品，需要对其进行酸水解，使脂肪游离出来。

有些样品还含有大量的碳水化合物，故测定脂肪时应先用水洗掉水溶性碳水化合物，再进行干燥、提取。

（三）食品中脂肪含量的常用测定方法及其适用范围和特点

食品中脂肪含量的常用测定方法有：索氏提取法、酸水解法、碱水解法和盖勃法等。索氏提取法被认为是测定多种食品脂肪含量的有代表性的方法，只能测定游离态脂肪；酸水解法能对包括结合态脂肪在内的全部脂肪进行定量测定；碱水解法和盖勃法主要用于乳及乳制品、婴幼儿配方食品中脂肪的测定。

（四）索氏提取法

索氏提取法，又称连续提取法、索氏抽提法，是从固体物质中萃取化合物的一种方法。索氏提取法以索氏提取器为提取仪器，采用低沸点有机溶剂，如无水乙醚或石油醚回流抽提，除去样品中的粗脂肪，以样品与残渣质量之差，计算样品中的粗脂肪含量。

注意：①一般食品用有机溶剂浸提，挥发干有机溶剂后得到的质量主要是游离脂肪，处于结合态的脂肪一般无法抽提出来，这一情况会导致测定结果小于实际含量。②磷脂、色素、树脂、蜡状物、挥发油、糖脂等脂类物质则会被抽提出来，这一情况会导致测定结果大于实际含量。因无法解决上述两个问题，所以测得的脂肪含量为粗脂肪含量。

（五）索氏抽提器

索氏抽提器是索氏抽提法测定脂肪含量所用仪器，如图2-1所示由提取瓶、提取管、冷凝管三部分组成，提取管两侧分别有虹吸管和

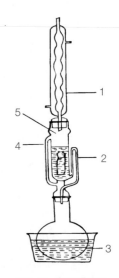

图2-1　索氏抽提器
1—冷凝管　2—虹吸管
3—提取瓶　4—连接管
5—提取管

连接管。通常，各部分连接处要严密，不能漏气。

索氏抽提器是利用溶剂的回流和虹吸原理来对待测样品进行连续提取的。提取时，将用脱脂滤纸包好的待测样品放入提取管内，并将提取管和提取瓶连接好，从提取管上端加入萃取剂。连接好冷凝管，打开冷凝水，加热提取瓶，萃取剂气化，由连接管上升进入冷凝管，萃取剂冷凝成液体滴进提取管内，提取样品中的脂类物质。待提取管中回流下的萃取剂的液面超过索氏提取器的虹吸管时，提取管中的萃取剂便由虹吸管流回提取瓶内，即发生虹吸。而流入提取瓶内的萃取剂继续被加热气化、上升、冷凝、滴入提取瓶内，如此循环往复，直至抽提完全为止。

三、问题探究

1. 食品中常用的脂类物质提取剂的特点有哪些？

脂类不溶于水，易溶于有机溶剂。测定脂类大多采用低沸点的有机溶剂萃取的方法。常用的溶剂有乙醚、石油醚、氯仿-甲醇混合溶剂等，也可使用几种溶剂进行混合。

（1）乙醚　乙醚沸点低（34.6℃），有一定极性，但不如乙醇、甲醇、水等溶解脂肪的能力强，较其他溶剂便宜，应用最多，国家标准中关于脂肪含量的测定都采用它作提取剂。

缺点：乙醚可饱和2%的水，含水乙醚在萃取脂肪的同时，会抽提出糖分等非脂成分，且含水乙醚的抽提能力下降，所以必须用无水乙醚作提取剂，被测样品也要事先烘干；乙醚只能直接提取游离的脂肪；易燃，易爆，使用乙醚时室内需空气流畅。因为乙醚在空气中，最大允许浓度为400cm³/m³，超过这个极限易爆炸。

（2）石油醚　石油醚没有乙醚易燃，亲水性比乙醚弱，使用时允许样品含有微量水分。

缺点：石油醚沸点比乙醚高，溶解脂肪的能力比乙醚弱，只能直接提取游离的脂肪，对于结合态脂类，必须预先用酸或碱破坏脂类和非脂成分的结合后才能提取。

（3）氯仿-甲醇混合溶剂　氯仿-甲醇混合溶剂是一种有效的溶剂，对脂蛋白、磷脂提取效率较高。特别适用于水产品、家禽、蛋制品中脂肪的提取。

2. 选择提取剂的原则？

根据相似相溶原理，非极性的脂肪要用非极性的脂肪溶剂，极性的糖脂则可用极性的醇类进行提取。

3. 样品中的脂肪怎样从样品中提取出来？

将经过前处理分散且干燥的样品用无水乙醚或石油醚等溶剂通过反复多次"蒸馏→回流→提取"，使样品中的脂肪进入溶剂中。

四、预习与讨论

阅读学习相关资源，归纳沙琪玛中脂肪含量的测定相关知识；完成老师发布的预习小测验等相关预习任务，手机扫码完成预习测试。

沙琪玛中脂肪含量的检测预习测试

🔔 提示

在整个任务实施过程中遵守实验室用水、用电安全操作指南及实验室各项规章制度和玻璃器皿的安全使用规范。

📋 任务实施

一、实验准备

1. 仪器与设备

配图	仪器与设备	说明
	电热鼓风干燥箱	放置在室内水平处，外壳接地，不能烘干易燃挥发物品
	分析天平：精确至0.001g	称量完毕后，及时取出被称物品，并保持天平清洁
	脂肪测定仪	使用前各部位应充分洗涤，并用蒸馏水清洗后烘干；抽提杯在103℃±2℃的烘箱内干燥至恒重（前后两次称量差值不超过2mg）

配图	仪器与设备	说明
	恒温水浴锅	箱内外保持整洁，在未加水之前，切勿打开电源，防止电热管的热丝烧毁
	干燥器	打开干燥器时，不能往上掀盖，应用左手按住干燥器，右手小心地把盖子稍微推开，等冷空气徐徐进入后，才能完全推开，盖子必须仰放在桌子上
	研钵及研棒	—
	量筒、表面皿、药匙、滤纸	—

2. 试剂及配制

配图	试剂名称	说明
	无水乙醚	易燃易爆，使用时应注意安全
	石油醚	不如乙醚易燃，溶解脂肪能力比乙醚弱

3. 检测样品

配图	样品名称	说明
	样品：沙琪玛	本任务选用市售的沙琪玛为实验样品

二、实施操作

1. 样品处理

配图	操作步骤	操作说明
	用研钵将样品研碎后充分混匀	样品应干燥后研碎
	称取充分混匀后的试样2～5g，准确至0.001g，全部移入滤纸筒内，并将滤纸包扎成滤纸筒	用沾有溶剂的脱脂棉擦拭所用工具，脱脂棉也一并转移至滤纸内；滤纸筒要严密，但不能太紧

2. 抽提

配图	操作步骤	操作说明
	将包扎好的滤纸筒放入滤纸架，并将滤纸架放在索氏抽提器上	滤纸筒的高度不能超过滤纸架
	干燥恒重称量抽提杯，记录抽提杯的质量	抽提杯要恒重称量

配图	操作步骤	操作说明
	向抽提杯内加入无水乙醚或石油醚50mL，然后将抽提杯置于加热板上	量取并加入无水乙醚或石油醚的操作应在通风橱内完成
	旋动冷凝管，使冷凝管口与抽提杯口密封，移动滑珠，将滤纸筒置于抽提杯内，使试样完全浸入无水乙醚或石油醚溶剂内	冷凝管口与抽提杯口要密封好并且试样要完全浸入无水乙醚或石油醚溶剂内
	将冷凝管上的旋塞处于竖直状态，使冷凝后的无水乙醚或石油醚蒸汽能回流至滤纸筒内	确保冷凝管上的旋塞处于竖直状态
	打开仪器电源，打开冷凝水，设置好温度	—
	当系统温度达到设定温度时开始计时	—
	浸提一定时间后，移动滑珠，将滤纸筒升至一定高位，使无水乙醚或石油醚不断回流抽提，一般抽提6～10h	要控制无水乙醚或石油醚的回流抽提速率，一般为6～8次/h
	提取结束后，用磨砂玻璃棒接取1滴提取液，磨砂玻璃棒上无油斑表明提取完毕	（1）要确保试样中的脂肪提取完全； （2）此步操作用以检验样品中的脂肪是否提取完全，要完全按照国家标准操作规程来进行检验，这样才能保证检验结果的准确性； （3）以严谨的科学态度、实事求是的工作作风对待食品检验工作，遵守职业规范

配图	操作步骤	操作说明
	提取结束后，移动滑珠，使滤纸筒处于最高位，关闭冷凝管上的旋塞，进行无水乙醚或石油醚溶剂回收	冷凝管上的旋塞要关闭
	待抽提杯内剩余少量无水乙醚或石油醚溶剂时，将冷凝管和抽提瓶一起抬起，移动滑珠，使盛有滤纸筒的滤纸架处于最高位置，取下抽提杯，取下滤纸架，并收集无水乙醚或石油醚溶剂	注意取下抽提杯时，抽提杯不能和滤纸架接触
	溶剂回收结束后，关闭仪器电源，关闭冷凝水，抽提操作结束	保持仪器清洁干净

3. 称量

配图	操作步骤	操作说明
	将剩余有少量无水乙醚或石油醚的抽提杯在恒温水浴锅上蒸干	当抽提杯内还剩余1～2mL无水乙醚或石油醚时再放入恒温水浴锅蒸干
	再置于100℃±5℃电热鼓风干燥箱内干燥1h	将抽提杯中的有机溶剂和水分充分烘干
	然后移入干燥器中冷却0.5h后称量，重复以上操作直至恒重（直至两次称量的差值不超过2mg）	注意要有恒重操作

三、记录原始数据

在表2-1中记录原始数据。

表2-1 　沙琪玛中脂肪含量测定原始数据记录表

项目名称		样品编号			
主要仪器设备					
检测依据		环境条件	温度　　℃，相对湿度　　%		
主要检测步骤：					
抽提杯质量（m_0）/g	抽提杯和脂肪的质量（m_1）/g				样品质量（m_2）/g
	第一次	第二次	第三次	恒重值	
分析结果表述					
检测结果					
精密度	在重复性条件下获得的两次独立测定结果的绝对差值不得超过算术平均值的10%				
检验人员		校核人员			
检验日期		校核日期			

四、数据处理

试样中脂肪的含量按下式计算。

$$X = \frac{m_1 - m_0}{m_2} \times 100$$

式中　X——试样中脂肪的含量，g/100g；

　　　m_0——抽提杯质量，g；

　　　m_1——恒重后抽提杯和脂肪的质量，g；

　　　m_2——样品质量，g；

　　　100——换算系数。

计算结果表示到小数点后一位。

═ 评价反馈 ═

"沙琪玛中脂肪含量的测定"考核评价表

评价方式	考核项目	评价项目			评价要求	评价分数
自我评价 10%	实验准备	1. 计算试剂使用量			正确计算（2分）	
		2. 小组协作正确准备所用工具			正确准备工具（2分）	
	学习成果	任务目标完成情况			能完成任务目标（6分）	
学生互评 20%	检测原理	用检测原理解释实验结果			能口述检测原理（3分）	
	操作技能	1. 能按照操作规范进行沙琪玛中脂肪含量的测定	试样处理	正确研磨并称取试样（1分）		
				正确包扎滤纸筒（1分）		
			抽提	正确干燥恒重抽提杯（1分）		
				正确量取并添加无水乙醚或石油醚（1分）		
				正确浸提试样（1分）		
				正确打开仪器电源并设置温度（1分）		
				正确抽提试样（1分）		
				正确回收无水乙醚或石油醚溶剂（1分）		
				正确取出抽提杯并收集无水乙醚或石油醚溶剂（1分）		
			称量	正确使用恒温水浴锅（1分）		
				正确使用电热鼓风干燥箱（1分）		
				正确将烘干的试样放入干燥器内（1分）		
				试样进行恒重操作（1分）		
		2. 能对检验数据进行记录、处理，对结果进行分析、判断		记录原始数据（1分）		
				书写计算过程（1分）		
				结果保留到小数点后一位（1分）		
				结果表述正确（1分）		

续表

评价方式	考核项目		评价项目		评价要求	评价分数
教师学业评价70%	课前	方法能力	课前学习		课前能独立通过网络学习资源库获取沙琪玛中脂肪含量的检测标准，并结合微课归纳检测要点（5分）	
	课中	知识素质	相关知识		1. 能正确写出本次实验检测依据及方法（2分）	
					2. 能正确写出食品中脂肪含量的测定方法（2分）	
					3. 能正确写出沙琪玛中脂肪含量的检测原理（2分）	
					4. 能正确写出沙琪玛中脂肪含量的计算方法（2分）	
					5. 能正确写出操作过程中的思考题（2分）	
		实操能力	实验操作		1. 能正确写出实验流程（5分）	
					2. 能完成检测流程图（5分）	
				3. 能按照操作规范进行沙琪玛中脂肪含量的测定，能正确使用索氏提取器（20分）	准备实验相关器材（2分）	
					对试样进行处理（2分）	
					浸提试样（3分）	
					抽提试样（4分）	
					回收无水乙醚或石油醚溶剂（3分）	
					烘干抽提杯中的溶剂（3分）	
					试样进行恒重操作（3分）	
				4. 能对检验结果进行记录和数据处理（10分）	记录原始数据（4分）	
					书写计算过程（6分）	
					5. 能正确表述沙琪玛脂肪的含量（2分）	
					6. 结果保留到小数点后一位（3分）	
					7. 结果记录真实，字迹工整，报告规范（5分）	
	课后	方法能力	任务拓展		完成饼干中脂肪含量的检测方案设计，绘制相关操作流程或录制检测视频（5分）	
总分						

注：每个评分项目中一旦出现安全问题则计0分。

● 学习心得

● 拓展训练

○ 完成饼干中的脂肪含量的检测方案设计，绘制相关操作流程或录制检测视频。（提示：可利用互联网、国家标准、微课等。）

巩固反馈

1. 样品预处理的目的有哪些？

2. 乙醚、石油醚的使用注意事项有哪些？

3. 课后总结所学内容，与老师和同学进行交流讨论并完成本任务的教学反馈。

任务二　卤肉中脂肪含量的检测

学习目标

知识目标	1. 能说出卤肉中脂肪含量测定在食品质量检验中的意义。 2. 能阐述脂肪含量的测定方法及检测原理。 3. 能说出卤肉中脂肪含量的测定流程。
技能目标	1. 能正确查找相关资料获取检验方法。 2. 能够独立进行卤肉中脂肪含量的检验。 3. 能填写脂肪含量检验的结果与报告。
素养目标	1. 检测过程严格遵守实验室规章制度，规范操作，形成严谨的工作作风，培养安全意识。 2. 认真学习科学文化知识，培养创新意识和科学思维。 3. 培养沟通和团结协作能力。

■任务描述

　　脂肪是由脂肪酸和甘油组成的酯，是卤肉中的重要成分之一，可以被迅速吸收，供给机体能量，具有较高的营养价值，此外，脂肪的存在为卤肉提供了独特的风味。但是，脂肪摄入量过多也易诱发疾病，影响人体健康。为了控制食品品质，指导消费者均衡饮食，改善人们的膳食组成，将卤肉中脂肪含量指标作为卤肉营养的重要指标之一，对评价卤肉质量具有重要的意义。脂肪含量的多少，可以反映卤肉的营养价值高低，并间接反映了产品风味、组织结构、品质、外观等指标。本任务依据GB 5009.6—2016《食品安全国家标准　食品中脂肪的测定》中第二法（酸水解法）进行检验，按照以下环节完成任务。

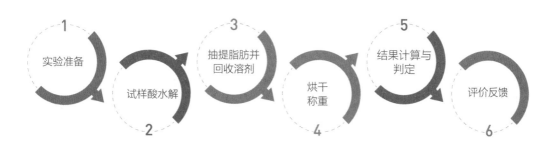

1 实验准备　2 试样酸水解　3 抽提脂肪并回收溶剂　4 烘干称重　5 结果计算与判定　6 评价反馈

任务要求

1. 独立完成卤肉中脂肪含量的检测任务。
2. 完成脂肪含量的测定及报告。

知识导学

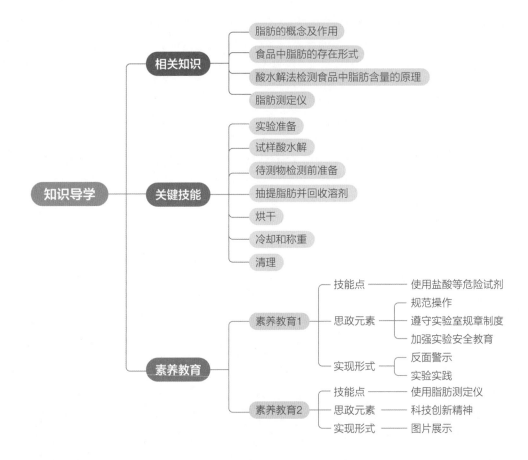

知识链接

一、资源链接

通过网络资源获取 GB 5009.6—2016《食品安全国家标准 食品中脂肪的测定》及 JJG 196—2006《常用玻璃量器检定规程》、GB/T 602—2002《化学试剂 杂质测定用标准溶液的制备》、GB/T 603—2023《化学试剂 试验方法中所用制剂及制品的制备》、GB/T 8170—2008《数值修约规则与极限数值的表示和判定》等相关资料。

二、相关知识

（一）脂肪的概念及作用

1. 脂肪的概念

脂肪是由甘油和脂肪酸组成的甘油三酯，由于甘油的分子简单，脂肪酸的组成相对复杂，因而脂肪的种类、性质及特点主要由脂肪酸决定。

2. 脂肪的作用

食品中脂肪含量是衡量食品营养价值的重要指标之一，GB 28050—2011《食品安全国家标准 预包装食品营养标签通则》明确规定食品的营养标签必须标示蛋白质、脂肪、碳水化合物和钠等核心营养素。脂类物质在人体健康中扮演着重要的角色。一方面，脂肪进入体内，可以分解供能，作为能量的提供者；另一方面，脂肪可以作为生物体重要的组成部分，参与机体的构建。此外，脂肪含量直接影响商品的货架期，并会对产品的色、香、味以及品质口感产生重要影响。因此，测定食品中脂肪的含量，对于评价食品的品质、营养价值，优化并监督食品的加工工艺，研究食品的储藏方式及储藏时间均具有重要的意义。

（二）食品中脂肪的存在形式

食品中的脂肪有游离态和结合态两种存在形式，游离态如动物脂肪和植物油脂，而天然存在的磷脂、糖脂、脂蛋白及某些加工食品中的脂肪会与蛋白质或碳水化合物等形成结合态。对于大多数食品来说，游离态的脂肪是主要的，结合态的脂肪含量较少。

1. 游离脂肪

大多数脂肪以游离态存在于食品中，不需要经过水解处理，利用脂肪易溶于有机试剂的特点，直接用有机试剂浸溶，再用索氏抽提器进行抽提，最后蒸发除去有机溶剂，可得到游离脂肪。

2. 结合脂肪

食品中除了存在大多数的游离脂肪外，还含有结合脂肪，结合脂肪不能直接被有机溶剂浸提，需要先用酸碱对结合脂肪进行水解操作，使结合脂肪游离出来，再用有机试剂浸溶，之后用索氏抽提器进行抽提，最后蒸发除去有机溶剂，得到游离脂肪和结合脂肪，也称为总脂肪。

（三）酸水解法检测食品中脂肪含量的原理

食品中的游离脂肪易溶于有机溶剂。可以直接用无水乙醚或石油醚等溶剂浸溶提出后，蒸发除去溶剂，得到游离态脂肪的含量。但某些食品中，脂肪被包含在食品组织的内部或与食品成分结合形成结合脂肪，用索氏抽提法不能完全抽提出来，必须用强酸使其游离出来，游离出的脂肪易溶于有机溶剂。因此，对于该类试样需经盐酸水解后再用无水乙醚或石油醚提取，除去溶剂即得游离态和结合态脂肪的总含量。

（四）脂肪测定仪

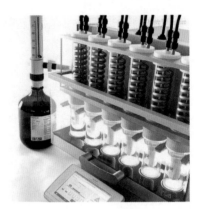

脂肪测定仪（图2-2）是一套完全自动化的高通量溶剂提取系统，通过简单操作的触屏控制面板得到数据的计算和存档结果，可以实现安全、快速、准确的脂肪测定过程。该仪器采用全自动提取和分析过程，能够快速萃取，减少溶剂消耗，实现高效率和多功能性。使用脂肪测定仪可以避免有机溶剂的暴露，提升操作的安全性。最初用于脂肪含量测定的仪器是用玻璃仪器由人工组装完成，费时且效率低，随着科技的发展，逐渐演变为全自动化仪器，简化了操作，解放了人力。科技事业在党和人民事业中占据着重要战略地位，我们要认真学

图2-2 脂肪测定仪

习科学文化知识，为加快建设科技强国、实现高水平科技自立自强作出更大贡献。

三、问题探究

食品进行脂肪含量测定时，共有四种方法可供选择，四种检测方法在食品脂肪含量检测中的最佳应用是什么？

根据GB 5009.6—2016《食品安全国家标准 食品中脂肪的测定》，脂肪含量的测定可以采用索氏抽提法、酸水解法、碱水解法和盖勃法，具体方法的选择应根据待测样品的种类确定。

索氏抽提法和酸水解法适用于水果、蔬菜及其制品、粮食及粮食制品、肉及肉制品、蛋及蛋制品、水产及其制品、焙烤食品、糖果等食品中脂肪含量的测定。其中，索氏抽提法可测定样品中游离态脂肪含量，酸水解法可测定样品中游离态和结合态脂肪总量。

碱水解法和盖勃法适用于乳及乳制品、婴幼儿配方食品中脂肪的测定。

四、预习与讨论

阅读学习相关资源，归纳卤肉中脂肪含量检测的相关知识；完成老师发布的预习小测验等相关预习任务，手机扫码完成预习测试。

卤肉中脂肪含量
的检测预习测试

任务实施

一、实验准备

1. 仪器与设备

配图	仪器与设备	说明
	电热板	（1）连续工作时间不宜过长，以免影响其寿命； （2）禁止空烧
	分析天平：感量为0.001g	称量完毕后，及时取出被称物品，并保持天平清洁
	电热鼓风干燥箱	（1）温度为100℃±5℃； （2）箱内物品放置切勿过挤，必须留出空间，以利于热空气循环
	脂肪测定仪	各部分连接处要严密不能漏气
	刀式研磨仪	（1）刀片非常锋利，不要将手伸进研磨罐至样品覆盖刀片区域； （2）只能通过紧握槽接触刀片； （3）研磨时控制温度不要太高

配图	仪器与设备	说明
	干燥器	打开干燥器时，不能往上掀盖，应用左手按住干燥器，右手小心地把盖子稍微推开，等冷空气徐徐进入后，才能完全推开，盖子必须仰放在桌子上
	其他材料： （1）蓝色石蕊试纸、滤纸、滤纸筒、玻璃细珠、表面皿； （2）量筒：250mL、100mL； （3）锥形瓶：容量为250mL	（1）洗涤玻璃仪器应符合要求，否则对分析结果的准确度和精密度均有影响； （2）量筒读数时，视线要跟量筒内液体凹液面的最低处保持水平
	样品：市售卤肉	本任务选用市售的卤肉为实验样品

2．试剂及配制

配图	试剂名称	说明
	2mol/L盐酸	（1）操作过程中做好自身防护，防止盐酸溅到身上； （2）配制稀盐酸时将盐酸缓慢倒入水中，严禁将水倒入盐酸中； （3）配制的量需根据实际样品的量计算
	无水乙醚	（1）使用的乙醚要求无水、无醇、无过氧化物； （2）无水乙醚为易燃品，蒸馏时禁止使用电炉或火焰加热； （3）无水乙醚需要在通风橱中使用

二、实施操作

1. 试样酸水解

配图	操作步骤	操作说明
	使用刀式研磨仪将试样均质	（1）均质过程中，注意避免试样的温度超过25℃； （2）将试样装入密封的容器中，防止变质和成分变化； （3）试样应尽快分析，均质化后最迟不超过24h
	称取试样3～5g，置于250mL锥形瓶中，加入50mL 2mol/L盐酸和数粒玻璃细珠	天平读数接近待测值时，应缓慢加入预处理样品，避免过量
	在锥形瓶口盖上表面皿，于电热板上加热至微沸，保持1h	每10min旋转摇动1次
	取下锥形瓶，加入150mL热水，混匀，过滤	锥形瓶和表面皿用热水洗净，将其热水一并过滤，以免造成实验结果偏低
	沉淀用热水洗至中性	用蓝色石蕊试纸检验，中性时试纸不变色
	将沉淀和滤纸置于大表面皿上，于干燥箱内干燥1h，冷却	干燥箱运行温度为100℃±5℃

2. 待测物检测前准备

配图	操作步骤	操作说明
	打开脂肪测定仪开关	注意用电安全
	将样品无损转移入滤纸筒中	滤纸烘干后变脆，小心转移，切勿洒出样品，以免造成测定结果有偏差
	将装有样品的滤纸筒放入滤纸筒架，再将滤纸筒和滤纸筒架放入对应的脂肪杯	（1）滤纸筒架需要保证无水状态；（2）脂肪杯需要提前编号并烘干，保证无水状态
	打开脂肪测定仪挡板，将脂肪杯放入对应杯架，拉下挡板	注意脂肪杯编号和仪器杯架编号一一对应

3. 抽提脂肪并回收溶剂

配图	操作步骤	操作说明
	控制面板上调取方法，选择乙醚做抽提溶剂，依次设定"immersion""removing""washing""recover""cooling"等参数的时间，按"confirm"键	（1）无水乙醚在使用过程中，室内应保持良好的通风状态，周围不能有明火，以防空气中有乙醚蒸气而引起着火或爆炸；（2）脂肪测定仪应放在通风橱内进行操作
	选择脂肪杯对应的位置，按"confirm"键	注意脂肪杯位置与控制面板上编号的一一对应

配图	操作步骤	操作说明
	按"fill"键，添加无水乙醚溶液，按"confirm"键，再按"start"键，仪器开始自动浸泡、抽提并回收无水乙醚、冷却等操作	（1）无水乙醚的添加量不应过多； （2）无水乙醚易燃，注意防火

4. 烘干

配图	操作步骤	操作说明
	待仪器运行结束后，抬起挡板，取出抽提杯	烘干前应确保去除全部有机溶剂，若溶剂有残留，放入烘箱时，有发生爆炸的危险
	转移至干燥箱中反复干燥至恒重	（1）干燥箱温度设置为：100℃±5℃； （2）干燥时间不宜过长，以防止不饱和的脂肪酸受热氧化而影响脂肪含量测定的最终结果

5. 冷却和称重

配图	操作步骤	操作说明
	放干燥器内冷却0.5h后称重	（1）脂肪杯从干燥箱拿出来时，动作宜快，要立即放入干燥器，防止吸入水分； （2）重复以上烘干、冷却和称重过程，直至两次称量的差不超过2mg

6. 清理

配图	操作步骤	操作说明
	（1）清理桌面、器材； （2）关闭刀式研磨仪、天平、脂肪测定仪、电热板、鼓风干燥箱等仪器电源； （3）清洗实验用品； （4）将物品放归原处	注意实验用电安全，不可湿手拔电源

三、记录原始数据

在表2-2中记录原始数据。

表2-2 卤肉中脂肪含量的检测原始数据记录表

项目名称			样品编号			
主要仪器设备						
检测依据			环境条件	温度 ℃，相对湿度 %		
主要检测步骤：						
平行实验					1	2
称量	接收瓶的质量（m_0）/g		第一次称重			
			第二次称重			
	恒重后接收瓶和脂肪的质量（m_1）/g		第一次称重			
			第二次称重			
	试样的质量（m_2）/g					
计算结果						
试样中脂肪的含量（X）/（g/100g）						
试样中脂肪含量的平均值/（g/100g）						
检测结果						
备注			计算结果保留到小数点后一位			
检验人员			校核人员			
检验日期			校核日期			

四、数据处理

试样中脂肪的含量按下式计算。

$$X = \frac{m_1 - m_0}{m_2} \times 100$$

式中　X——试样中脂肪的含量，g/100g；

　　　m_0——接收瓶的质量，g；

　　　m_1——恒重后接收瓶和脂肪的质量，g；

　　　m_2——试样的质量，g；

　　　100——换算系数。

计算结果保留到小数点后一位。

= 评价反馈 =

"卤肉中脂肪含量的检测"考核评价表

评价方式	考核项目	评价项目		评价要求	评价分数
自我评价10%	实验准备	1. 计算试剂使用量		正确计算（2分）	
		2. 协作正确配制实验试剂		正确配制（2分）	
	学习成果	课程目标完成情况		能完成课程目标（6分）	
学生互评20%	检测原理	用检测原理解释实验结果		准确口述检测原理（3分）	
	操作技能	1. 能按照操作规范进行食品（卤肉）脂肪含量的检测	编码	锥形瓶编码正确（1分）	
			配制溶液	操作正确（1分）	
			样品均质	操作正确（1分）	
			称重	操作正确（1分）	
			量取	操作正确（1分）	
			读数	读书正确（1分）	
			过滤	操作正确（1分）	
			沉淀水洗至中性	检测合格（1分）	
			干燥	操作正确（1分）	
			样品无损转移至滤纸筒	操作正确（1分）	
			正确操作脂肪测定仪	操作正确（2分）	
			清理	操作规范（1分）	
		2. 能对检验数据进行记录、处理，对结果进行判断		正确记录原始数据（1分）	
				正确书写计算过程（2分）	
				计算结果保留到小数点后一位（1分）	
教师学业评价70%	课前	方法能力	课前学习	课前能独立通过网络学习资源库获取食品（卤肉）脂肪含量的检测标准，并归纳检测要点（5分）	

续表

评价方式	考核项目	评价项目	评价要求		评价分数
教师学业评价 70%	知识素质	相关知识	1. 能正确写出本次实验检测依据及方法（2分）		
			2. 能正确写出脂肪的概念及作用（2分）		
			3. 能正确写出食品中脂肪的存在形式（2分）		
			4. 能正确写出食品中脂肪含量的检测原理（2分）		
			5. 能正确写出操作过程中的思考题（2分）		
	课中 实操能力	实验操作	1. 能正确写出工作流程（5分）		
			2. 能正确绘制脂肪含量测定流程图（5分）		
			3. 能按照操作规范进行食品（卤肉）脂肪含量的检测（20分）	准备实验相关器材（2分）	
				配制实验试剂（2分）	
				样品前处理（3分）	
				酸解样品（3分）	
				使用脂肪测定仪（4分）	
				烘干（3分）	
				称重操作（3分）	
			4. 能对检验结果进行记录和数据处理（10分）	记录原始数据（4分）	
				书写计算过程（6分）	
			5. 能正确判断卤肉脂肪含量（2分）		
			6. 结果保留到小数点后一位（3分）		
			7. 结果记录真实，字迹工整，报告规范（5分）		
	课后 方法能力	任务拓展	完成腊肠中脂肪含量的检测方案设计，绘制相关操作流程或录制检测视频（5分）		
总分					

注：每个评分项目中一旦出现安全问题则计0分。

● 学习心得

● 拓展训练

    ◦ 完成腊肠中脂肪含量的检测方案设计，绘制相关操作流程或录制检测视频。（提示：可利用互联网、国家标准、微课等。）

巩固反馈

1. 在脂肪测定中对使用的抽提剂乙醚有何要求？

2. 简述酸水解法测定卤肉中脂肪含量的操作流程。

3. 脂类测定最常用哪些提取剂？各有什么优缺点？

4. 课后总结所学内容，与老师和同学进行交流讨论并完成本任务的教学反馈。

任务三　牛乳中脂肪含量的检测

学习目标

知识目标	1. 能根据检测流程说出碱水解法测定脂肪的原理。 2. 能说出碱水解法测定脂肪的操作要点。 3. 能说出碱水解法测定脂肪所用各种试剂的作用。
技能目标	1. 能正确进行样品的预处理操作。 2. 能够熟练进行溶剂回收和样品的恒重。 3. 能准确进行数据记录与处理，并正确评价牛乳中脂肪含量是否符合标准。
素养目标	1. 通过溶剂回收的学习与实践，明确食品生产加工中环境保护的重要意义，增强环保意识和可持续发展理念。 2. 能严格遵守实验现场7S管理规范，及时整理工位，养成劳动精神与良好的职业规范。

■ 任务描述

脂肪不但能为人体代谢提供能量，还是人体重要的组成部分。牛乳中的脂肪易被人体吸收，是重要的营养物质。因此，乳制品脂肪的检测非常重要。作为乳品检验人员，应在乳品出厂前对其脂肪含量进行检测，以判定指标是否合格。本任务依据GB 5009.6—2016《食品安全国家标准　食品中脂肪的测定》第三法碱水解法进行检验，将按照以下环节完成任务。

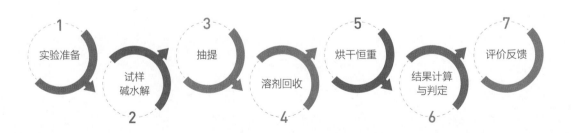

1 实验准备　2 试样碱水解　3 抽提　4 溶剂回收　5 烘干恒重　6 结果计算与判定　7 评价反馈

任务要求

1. 独立完成牛乳中脂肪含量检测任务。
2. 学会判断牛乳脂肪含量是否符合标准。

知识导学

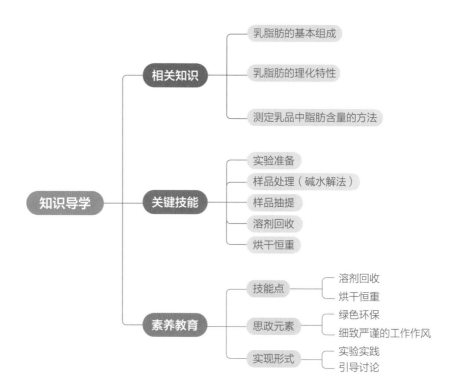

知识链接

一、资源链接

通过网络资源获取GB 5009.6—2016《食品安全国家标准　食品中脂肪的测定》及JJG 196—2006《常用玻璃量器检定规程》、GB/T 602—2002《化学试剂　杂质测定用标准溶液的制备》、GB/T 603—2023《化学试剂　试验方法中所用制剂及制品的制备》、GB/T 8170—2008《数值修约规则与极限数值的表示和判定》等相关资料。

二、相关知识

（一）乳脂肪的基本组成

牛乳是一种营养成分齐全、保健功能显著的食品，被誉为"最接近完善"的食品和"白色血液"。牛乳的组成成分十分复杂，基本成分主要为脂肪、蛋白质、乳糖、无机盐、维生素和水。脂肪是牛乳等食品的重要营养组成成分，脂肪酸作为脂肪中的有效成分，其种类、含量和比例与人体营养需求密切相关；随着食品工业的快速发展，牛乳质量越来越受到人们的关注，乳脂是牛乳质量评价的重要指标之一。

牛乳脂肪主要含有甘油三酯、甘油酯、脂肪酸。分离牛乳中脂肪的方法有悬浮结晶法、固化层熔融结晶法或者采用离心机分离。因脂肪比重轻，可通过高速旋转产生离心作用将脂肪分离出来。

熔融结晶是一种重要的分离、纯化及浓缩技术。熔融结晶的分离原理很简单：熔融的混合物移去热源后，依熔点高低逐渐固化加以分离。

（二）乳脂肪的理化特性

（1）溶解性　乳脂肪不溶于水，而溶于乙醚、丙酮、二氧化碳、热乙醇和热戊醇，但在常温下，仅微溶于乙醇和戊醇中。

（2）易氧化　乳脂肪与氧、光线、金属接触时，会氧化产生酸败气味，故在其相关工艺中避免使用铜、铁设备和容器，应使用不锈钢设备。

（3）易水解　乳脂肪水解的起因在于牛乳本身含有的解脂酶和受外界污染的微生物酶。乳脂肪含低级脂肪酸比较多，即使稍微水解也会产生带刺激性的酸败味。

（三）测定乳品中脂肪含量的方法

乳品中脂肪含量的检测可采用GB 5009.6—2016《食品安全国家标准　食品中脂肪含量的测定》中的第三法（碱水解法）和第四法（盖勃法）。

（1）碱水解法

①原理：用无水乙醚和石油醚抽提样品的碱（氨水）水解液，通过蒸馏或蒸发去除溶剂，测定溶于溶剂中的抽提物的质量，原理解析如表2-3所示。

表2-3　碱水解法原理解析表

实验步骤	原理解析
水解	利用氨-乙醇溶液破坏乳的胶体性状及脂肪球膜，使非脂成分溶解于氨-乙醇溶液中，而脂肪游离出来
提取	用乙醚-石油醚抽提样品的碱水解液

续表

实验步骤	原理解析
回收溶剂	通过蒸馏或蒸发去除溶剂
烘干恒重	测定溶于溶剂中的抽提物的质量，即为乳脂肪

②适用范围：适用于乳及乳制品、婴幼儿配方食品中脂肪的测定。

（2）盖勃法

①原理：在乳中加入硫酸破坏乳胶质性和覆盖在脂肪球上的蛋白质外膜，离心分离脂肪后测量其体积。

②适用范围：适用于乳及乳制品、婴幼儿配方食品中脂肪的测定。

三、问题探究

碱水解法测定牛乳脂肪含量时，为什么要加入氨水、乙醇、乙醚及石油醚？

氨水：使酪蛋白钙盐变成可溶解盐，破坏脂肪球膜。

乙醇：使溶解于氨水的蛋白质沉淀析出。

乙醚：提取脂肪。

石油醚：降低乙醚的极性，使乙醚与水不混溶，只抽提出脂肪，并使分层明显。

四、预习与讨论

阅读学习相关资源，归纳牛乳中脂肪含量测定的相关知识；完成老师发布的预习小测验等相关预习任务，手机扫码完成预习测试。

牛乳中脂肪含量的测定预习测试

🖱 任务实施

> 🔔 **提示**
>
> 在整个任务实施过程中遵守实验室用水、用电安全操作指南及实验室各项规章制度和玻璃器皿的安全使用规范。

一、实验准备

1. 仪器与设备

配图	仪器与设备	说明
	电热干燥箱	注意事项见项目一任务一

配图	仪器与设备	说明
	分析天平：精确至0.0001g	称量完毕后，及时取出被称物品，并保持天平清洁
	恒温水浴锅	温度为65℃±5℃
	其他工具： （1）抽脂瓶； （2）量筒； （3）其他耗材	（1）抽脂瓶应带有软木塞或其他不影响溶剂使用的瓶塞（如硅胶或聚四氟乙烯）； （2）软木塞应先浸泡于乙醚中，后放入60℃或60℃以上的水中保持至少15min，冷却后使用，不用时需浸泡在水中，浸泡用水每天更换1次

2. 试剂及配制

试剂名称及配图	配制方法	说明
乙醚 石油醚 	混合试剂配制：等体积混合乙醚和石油醚，现用现配	该试剂易燃易爆，使用时保持实验环境通风良好
刚果红溶液 	将1g刚果红溶于水中，稀释至100mL制成刚果红溶液	刚果红溶液可使溶剂和水相界面清晰，也可使用其他能使水相染色而不影响测定结果的溶液

试剂名称及配图	配制方法	说明
氨水 	质量分数约25%	可使用比此浓度更高的氨水
乙醇 	无水乙醇	—

3. 检测样品

配图	样品名称	说明
	样品：牛乳	本任务选用市售的牛乳为实验样品

二、实施操作

1. 碱水解试样

配图	操作步骤	操作说明
	称取充分混匀的试样10g于抽脂瓶中	精确至0.0001g
	加入2.0mL25%的氨水，充分混合后立即将抽脂瓶放入65℃±5℃的水浴中，加热15~20min，不时取出振荡	—
	取出后，冷却至室温，静置30s	—

2. 抽提

配图	操作步骤	操作说明
	（1）加入10mL乙醇，缓和但彻底地进行混合，避免液体太接近瓶颈，如果需要，可加入2滴刚果红溶液	—
	（2）加入25mL乙醚，塞上瓶塞，将抽脂瓶保持在水平位置，小球的延伸部分朝上夹到摇混器上，按约100次/min振荡1min，也可采用手动振摇方式	应注意避免形成持久乳化液，抽脂瓶冷却后小心地打开塞子，用少量的混合溶剂冲洗塞子和瓶颈，使冲洗液流入抽脂瓶
	（3）加入25mL石油醚，塞上重新润湿的塞子，按步骤（2）所述，轻轻振荡30s	—
	（4）将加塞的抽脂瓶放入离心机中，在500~600r/min下离心5min，否则将抽脂瓶静置至少30min，直到上层液澄清，并明显与水相分离	—
	（5）小心地打开瓶塞，用少量的混合溶剂冲洗塞子和瓶颈内壁，使冲洗液流入抽脂瓶	如果两相界面低于小球与瓶身相接处，则沿瓶壁边缘慢慢地加入水，使液面高于小球和瓶身相接处（见下图），以便于倾倒
	（6）将上层液尽可能地倒入已准备好的加入沸石的脂肪收集瓶中，避免倒出水层	操作如下图所示：

配图	操作步骤	操作说明
	（7）用少量混合溶剂冲洗瓶颈外部，将冲洗液收集在抽脂瓶中	应防止溶剂溅到抽脂瓶的外面
	（8）向抽脂瓶中加入5mL乙醇，用乙醇冲洗瓶颈内壁，按步骤（1）所述进行混合，重复步骤（2）~步骤（7），用15mL无水乙醚和15mL石油醚，进行第2次抽提	—
	（9）再重复步骤（2）~步骤（7），用15mL无水乙醚和15mL石油醚，进行第3次抽提	—
	（10）空白实验与样品检验同时进行，采用10mL水代替试样，使用相同步骤和相同试剂	—

3. 溶剂回收

配图	操作步骤	操作说明
	合并所有提取液，既可采用蒸馏的方法除去脂肪收集瓶中的溶剂，也可于沸水浴上蒸发至干来除掉溶剂；蒸馏前用少量混合溶剂冲洗瓶颈内部	水浴温度为65℃±5℃

思政园地

绿色环保

　　本任务中要注意进行溶剂的回收，使生产或通风中回收的溶剂返回生产中，重新利用。工业生产中溶剂回收不但带来经济效益，而且具有广泛的社会意义。它能减少工业废水的排放，使环境得到保护。

4．烘干恒重

配图	操作步骤	操作说明
	将脂肪收集瓶放入100℃±5℃的烘箱中干燥1h，取出后置于干燥器内冷却0.5h后称量，重复以上操作直至恒重	两次称量的差值不超过2mg

三、记录原始数据

在表2-4中记录原始数据。

表2-4　牛乳中脂肪含量的检测原始数据记录表

项目名称		样品名称		接样日期	
设备				检验日期	
检验依据		GB 5009.6—2016《食品安全国家标准　食品中脂肪含量的测定》第三法碱水解法			
接收瓶标记					
脂肪收集瓶干燥时间					
脂肪收集瓶的质量（m_2）/g					
干燥温度/℃					
样品的质量（m）/g					
样品干燥时间 /s					
恒重后脂肪收集瓶和脂肪的质量（m_1）/g					
空白实验脂肪收集瓶标记					
空白实验脂肪收集瓶干燥时间 /s					
空白实验脂肪收集瓶的质量（m_4）/g					
空白实验干燥时间					
空白实验恒重后脂肪收集瓶抽提物的质量（m_3）/g					
计算公式					
脂肪的含量（X）/（g/100g）					
脂肪的含量平均值 $\overline{X}$/（g/100g）					
本次实验分析结果的精密度					
结果判定标准					
牛乳中脂肪含量是否合格					

四、数据处理

试样中脂肪的含量按下式计算。

$$X = \frac{(m_1 - m_2) - (m_3 - m_4)}{m} \times 100$$

式中　X——试样中脂肪的含量，g/100g；

　　　m_1——恒重后脂肪收集瓶和脂肪的质量，g；

　　　m_2——脂肪收集瓶的质量，g；

　　　m_3——空白实验中，恒重后脂肪收集瓶和抽提物的质量，g；

　　　m_4——空白实验中脂肪收集瓶的质量，g；

　　　m——样品的质量，g；

　　　100——换算系数。

结果保留三位有效数字。

当样品中脂肪含量≥15%时，两次独立测定结果之差≤0.3g/100g；

当样品中脂肪含量在5%～15%时，两次独立测定结果之差≤0.2g/100g；

当样品中脂肪含量≤5%时，两次独立测定结果之差≤0.1g/100g。

═ 评价反馈 ═

"牛乳中脂肪含量的检测"考核评价

评价方式	考核项目	评价项目		评价要求	评价分数
自我评价10%	实验准备	1. 计算试剂使用量		正确计算（2分）	
		2. 小组协作正确配制实验试剂		正确配制（2分）	
	学习成果	任务目标完成情况		能基本完成任务目标（6分）	
学生互评20%		检测原理	用检测原理解释实验过程	口述检测原理（3分）	
	操作技能	1.能按照操作规范进行牛乳脂肪含量的测定	正确称量10g牛乳	天平调平（1分）	
				精确至0.0001g（1分）	
			碱水解样品	正确加入2.0mL25%的氨水（1分）	
				正确设置水浴锅温度（1分）	
				加热时取出振荡（1分）	
			样品抽提	准确加入试剂（1分）	
				振荡操作准确（1分）	

续表

评价方式	考核项目		评价项目		评价要求	评价分数
学生互评20%	操作技能		1. 能按照操作规范进行牛乳脂肪含量的测定	样品抽提	振荡频率适当（1分）	
					正确倒出上层清液（1分）	
					正确使用混合试剂清洗（1分）	
					进行三次抽提（1分）	
				溶剂回收	熟练搭建蒸馏装置并进行溶剂回收（1分）	
				烘干恒重	操作正确（1分）	
			2. 能对检验数据进行记录、处理，对结果进行判断		正确记录原始数据（1分）	
					正确书写计算过程（1分）	
					结果保留三位有效数字（1分）	
					判断试样的脂肪含量是否合格（1分）	
教师学业评价70%	课前	方法能力	课前学习		课前能独立通过网络学习资源库获取牛乳中脂肪含量的检测标准，并归纳检测要点（5分）	
	课中	知识素质	相关知识		1. 能正确写出本任务中实验检测依据及方法（1分）	
					2. 能正确写出实验用试剂的作用（1分）	
					3. 能正确写出牛乳脂肪含量的检测原理（1分）	
					4. 能正确写出灭菌乳质量判断标准（1分）	
					5. 能正确写出操作过程中的思考题（1分）	
		实操能力	实验操作		1. 能正确写出工作流程（5分）	
					2. 能正确绘制操作流程图（5分）	
				3. 能按照操作规范进行牛乳中脂肪含量的检测（20分）	碱水解样品（5分）	
					抽提三次（5分）	
					溶剂回收（5分）	
					烘干恒重（5分）	
				4. 能对检验结果进行记录和数据处理（10分）	正确记录原始数据（4分）	
					正确书写计算过程（6分）	
					5. 能正确判断牛乳脂肪含量是否合格（4分）	
					6. 结果保留三位有效数字（6分）	
					7. 结果记录真实，字迹工整，报告规范（5分）	
	课后	方法能力	任务拓展		完成盖勃法检测牛乳脂肪含量的方案设计，绘制相关操作流程或录制检测视频（5分）	
总分						

注：每个评分项目中一旦出现安全问题则计0分。

▣学习心得

‖ 拓展训练

- 完成盖勃法检测牛乳中脂肪含量的方案设计，绘制相关操作流程或录制检测视频。（提示：可利用互联网、国家标准、微课等。）

📝 巩固反馈

1. 选择题

（1）（　　）不是牛乳中主要的营养成分。

    A. 脂肪　　　　　B. 蛋白质　　　　　　C. 乳糖　　　　　　　D. 盐

（2）碱水解法测定脂类物质时加入乙醇的目的是（　　　　）。

    A. 沉淀蛋白质　　　　　　　　　　B. 促进脂肪球聚合

    C. 溶解一些碳水化合物与有机酸　　D. 使结合态脂肪游离

2. 判断题

（1）（　　）采用碱水解法测定乳制品中的乳脂肪含量，需利用氨-乙醇溶液破坏乳的胶体性状及脂肪球膜。

（2）（　　）碱水解法使用后的溶剂可以不经过任何处理直接倒掉。

3. 课后总结所学内容，与老师和同学进行交流讨论并完成本任务的教学反馈。

项目三

食品中碳水化合物含量的检测

任务一　糖果中还原糖含量的检测

学习目标

知识目标	1. 能说出食品中还原糖含量的检测意义。 2. 能说出还原糖的概念、性质、不同测定方法及适用范围。 3. 能通过实验结果叙述直接滴定法的检测原理。
技能目标	1. 能规范进行样品的处理与碱性酒石酸铜溶液的标定。 2. 能进行糖果中还原糖含量检测的数据处理及结果分析。 3. 能独立以直接滴定法完成样品的检测。
素养目标	1. 能严格遵守实验现场8S管理标准。 2. 能正确表达自我意见，并与他人良好沟通。 3. 具有规范化、标准化作业的能力，一丝不苟的工作作风与良好的职业素养和工作习惯。

■任务描述

食品中还原糖含量的高低在一定程度上反映食品原料和产品的质量以及生产过程中工艺控制正常与否，也对食品的储藏有一定的影响。糖果中添加还原糖，具有抑制返砂结晶的作用，还原糖含量偏高可能会造成糖果吸潮，影响糖果的色、香、味、形、质及货架期。因此，还原糖含量是糖果品质的重要指标之一，也是出厂的必检项目。

常用的食品中还原糖检测方法是GB/T 5009.7—2016《食品安全国家标准　食品中还原糖的测定》中的直接滴定法、高锰酸钾滴定法、铁氰化钾法和奥氏试剂滴定法。本任务采用其中第一法直接滴定法检测，此方法适合食品中还原糖含量的测定，适用性广，按照以下环节完成任务。

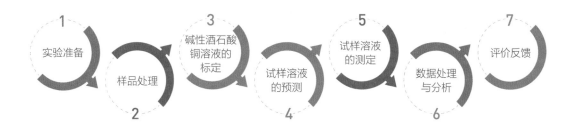

任务要求

1. 独立完成糖果中还原糖含量的检测任务。
2. 学会判断糖果中还原糖含量是否合格。

知识导学

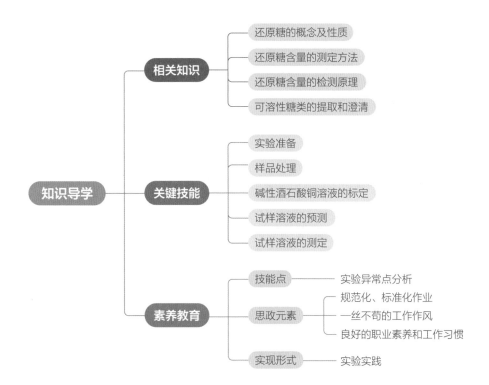

知识链接

一、资源链接

通过网络资源获取GB/T 5009.7—2016《食品安全国家标准 食品中还原糖的测定》、JJG 196—2006《常用玻璃量器检定规程》、GB/T 602—2002《化学试剂 杂质测定用标准溶液的制备》、GB/T 603—2023《化学试剂 试验方法中所用制剂及制品的制备》、GB/T 8170—2008《数值修约规则与极限数值的表示与判定》等相关资料。

二、相关知识

（一）还原糖的概念及性质

还原糖是指具有还原性的糖类。在糖类中，分子中含有游离醛基或酮基的单糖、含有游离醛基的二糖及半缩醛羟基的多糖都具有还原性。葡萄糖分子中，含有游离醛基，果糖分子中含有游离酮基，乳糖和麦芽糖分子中含有游离的半缩醛羟基，它们都具有还原性。有些糖不具备还原性，常见的有蔗糖、糊精和淀粉等，但可以通过水解形成具有还原性的单糖，再进行测定，然后换算成相应糖类的含量。还原糖的测定是糖类测定的基础。

（二）还原糖含量的测定方法

依据GB/T 5009.7—2016，食品中还原糖检测的第一法直接滴定法和第二法高锰酸钾滴定法，适用于食品中还原糖含量的检测；第三法铁氰化钾法，适用于小麦粉中还原糖含量的测定；第四法奥氏试剂滴定法，适用于甜菜块根中还原糖含量的测定。

当称样量为5g时，直接滴定法的定量限为0.25g/100g，高锰酸钾滴定法的定量限为0.5g/100g，奥氏试剂滴定法的定量限为0.25g/100g。

（三）还原糖含量的检测原理

1. 直接滴定法

直接滴定法是目前最常用的测定还原糖的方法，具有试剂用量少，操作简单、快速、滴定终点明显等特点，适用于大部分食品中还原糖的测定。

该方法中，一定量的碱性酒石酸铜甲液和乙液等量混合，硫酸铜与氢氧化钠作用立即生成蓝色的氢氧化铜沉淀，沉淀与酒石酸钾钠反应，生成深蓝色的可溶性酒石酸钾钠铜络合物。在加热条件下，以次甲基蓝作为指示剂，用还原糖标准溶液标定碱性酒石酸铜溶液，再用已除去蛋白质的样品溶液直接滴定标定过的碱性酒石酸铜溶液，样品中的还原糖与酒石酸钾钠铜反应，生成红色的氧化亚铜沉淀，二价铜全部被还原后，稍微过量的还原糖将蓝色的次甲基蓝还原，蓝色消失为滴定终点，根据样液消耗体积，计算还原糖量，反应式如下：

$$CuSO_4 + 2NaOH \longrightarrow Cu(OH)_2\downarrow + Na_2SO_4$$

（次甲基蓝氧化型，蓝色）　　　　　　　（次甲基蓝还原型，无色）

　　实验所用碱性酒石酸铜溶液是一种较弱的氧化剂，氧化还原反应较为复杂，计量关系往往不是由方程式确定的，而是通过具体实验确定，存在较大的变数，从而影响分析结果的精密度，而且对于深色样品，如酱油，因色素干扰使得终点难以判断，从而影响其准确性。

2. 高锰酸钾滴定法

　　高锰酸钾氧化能力强，可以直接滴定，而且它本身就是指示剂，检测过程中无需另加指示剂，对于深色样品也同样适用。

　　该方法中，试样经除去蛋白质后，还原糖把铜盐还原为氧化亚铜，加入过量的酸性硫酸铁溶液后，氧化亚铜被氧化为铜盐，经高锰酸钾溶液滴定氧化作用后生成亚铁盐，根据高锰酸钾消耗量，计算氧化亚铜含量，再查表得还原糖含量。

　　高锰酸钾试剂常含有少量杂质，只能用间接方法配制其标准溶液，溶液的稳定性不够高，而且它的氧化能力太强，能与许多还原性物质发生作用，所以干扰比较多，反应的选择性差。

3. 铁氰化钾法

　　铁氰化钾法中，还原糖在碱性溶液中将氰化钾还原为亚铁氰化钾，还原糖本身被氧化为相应的糖酸。过量的铁氰化钾在乙酸的存在下，与碘化钾作用下析出碘，析出的碘以硫代硫酸钠标准溶液滴定。通过计算氧化还原糖时所用的铁氰化钾的量，查得试样中还原糖的含量。

4. 奥氏试剂滴定法

奥氏试剂滴定法中，在沸腾条件下，还原糖与过量奥氏试剂反应生成相当量的Cu_2O沉淀，冷却后加入盐酸使溶液呈酸性，并使Cu_2O沉淀溶解。然后加入过量碘溶液进行氧化，用硫代硫酸钠溶液滴定过量的碘，硫代硫酸钠标准溶液空白实验滴定量减去其样品实验滴定量得到一个差值，由此差值便可计算出还原糖的量。

（四）可溶性糖类的提取和澄清

食品中的可溶性糖通常指葡萄糖、果糖等游离单糖及蔗糖等低聚糖。检测食品中可溶性糖时，一般先将食品磨碎，选择适当的溶剂提取、纯化，排除脂类、叶绿素等干扰物质，澄清后才能测定。

1. 提取液的制备

常用的提取剂有水和乙醇溶液，提取液的制备方法要根据样品的性状而定。取样量和稀释倍数的确定，要考虑所采用分析方法的检测范围，一般提取经净化和发生相应转化后，每毫升含糖量应为0.5～3.5mg。提取10g含糖2%的样品可在100mL容量瓶中进行；而对于含糖较高的食品，可取5～10g样品于250mL容量瓶中进行提取。

（1）含脂肪的食品　如乳酪、巧克力、蛋黄酱及蛋白杏仁糖等，通常需经脱脂后再以水进行提取。一般以石油醚处理一次或几次，必要时可以加热。每次处理后，倾去油醚层（如果分层不好，可以进行离心分离），然后用水提取。

（2）含大量淀粉和糊精的食品　如粮谷制品、某些蔬菜、调味品，若用水提取会使部分淀粉、糊精溶出，影响测定，同时过滤也困难，为此，宜采用乙醇溶液提取。乙醇溶液的浓度应高到足以使淀粉和糊精沉淀，通常用70%～75%的乙醇溶液。若样品含水量较高，混合后的最终浓度应控制在上述范围内。提取时可加热回流，然后冷却并离心，倾出上清液，如此提取2～3次，合并提取液，蒸发除去乙醇。用乙醇溶液作提取剂时，提取液不用去除蛋白质，因为蛋白质不会溶解出来。

（3）含酒精和二氧化碳的液体样品　对这样的样品通常蒸发至原体积的（1/4）～（1/3），以除去酒精和二氧化碳。但对酸性食品来说，在加热前应预先用氢氧化钠调节样品溶液至中性，以防止低聚糖被部分水解。

（4）固体样品　为提高提取效果，有时需要加热，加热温度通常控制在40～50℃，一般不超过80℃。若用乙醇作提取剂，加热时应安装回流装置。

2．提取液的澄清

食品中可溶性糖类提取液制备后，需要进行澄清。采用的澄清剂能较完全地除去干扰物质，不吸附或沉淀被测糖分，也不改变被测糖分的理化性质，过剩的澄清剂不干扰后面的分析操作，易于除掉。

常用的三种澄清剂有中性醋酸铅、乙酸锌和亚铁氰化钾溶液，以及硫酸铜和氢氧化钠溶液。

澄清剂的用量必须适当，用量太少，达不到澄清的目的；用量太多，则会使分析结果产生误差。一般先向样液中加入1～3mL澄清剂，充分混合后静置。

三、问题探究

1．为什么滴定时溶液应始终保持沸腾？

由于指示剂变色反应的可逆性，当还原型次甲基蓝（无色）与空气中氧作用时变为氧化型（蓝色），保持溶液的沸腾可防止空气侵入，避免还原型次甲基蓝和氧化亚铜被氧化而增加耗糖量。同时，还可以加快还原糖与碱性酒石酸铜的反应速度。

2．为什么样液测定前需做浓度预测？

直接滴定法对样液中还原糖浓度有一定要求，每次滴定消耗样液体积应与标定碱性酒石酸铜试剂时所消耗的葡萄糖标准液的体积相近，约为10mL。如果样液中还原糖浓度过大或过小，应加以调整，减小测定误差，提高测定准确度。

3．实验过程中，会产生红色的氧化亚铜，影响对终点的判断，如何消除？

红色的氧化亚铜对滴定终点观察会产生干扰，为消除干扰，加入少量亚铁氰化钾，与红色的氧化亚铜发生络合反应，形成可溶性的无色络合物，使滴定终点变色更明显。在此反应条件下，次甲基蓝氧化能力比Cu^{2+}弱，还原糖与Cu^{2+}完全反应后，稍过量的还原糖才与次甲基蓝发生反应，使溶液蓝色消失，指示滴定终点。

四、预习与讨论

阅读学习相关资源，归纳糖果中还原糖测定的相关知识；完成老师发布的预习小测验等相关预习任务，手机扫码完成预习测试。

糖果中还原糖含量
的检测预习测试

提示

在整个任务实施过程中遵守实验室用水、用电安全操作指南及实验室各项规章制度和玻璃器皿的安全使用规范。

任务实施

一、实验准备

1. 仪器与设备

配图	仪器与设备	说明
	电子天平	感量为0.1mg，称量完毕后，及时取出被称物品，并保持天平清洁
	可调温电炉	—
	酸式滴定管	量程25mL

2. 试剂及配制

（1）碱性酒石酸铜甲液　称取硫酸铜15g和次甲基蓝0.05g，溶于水中，并稀释至1000mL。

（2）碱性酒石酸铜乙液　称取酒石酸钾钠50g、氢氧化钠75g，溶解于水中，再加入亚铁氰化钾4g，完全溶解后，加水定容至1000mL，贮存于橡胶塞玻璃瓶中。

操作说明：①盛放碱性酒石酸铜乙液试剂瓶应配以橡胶塞。②碱性酒石酸铜甲、乙液，分别储存，用时混合，否则酒石酸钾钠铜络合物长期在碱性条件下会析出氧化亚铜沉淀。

（3）乙酸锌溶液　称取乙酸锌21.9g，加冰乙酸3mL，加水溶解并定容至100mL。

操作说明：冰乙酸具有挥发性和腐蚀性，配制时须戴手套和口罩。

（4）亚铁氰化钾溶液（106g/L）　称取亚铁氰化钾10.6g，加水溶解并定容至100mL。

（5）葡萄糖标准溶液（1.0mg/mL）　准确称取经98～100℃烘箱干燥2h的葡萄糖1g，加水溶解后加入盐酸5mL，并用水定容至1000mL。

3. 检测样品

配图	样品名称	说明
	样品：糖果	本任务选用市售的糖果为实验样品

二、实施操作

1. 样品处理

配图	操作步骤	操作说明
	称取切碎后的样品2.5～5g于烧杯中	精确至0.001g
	用50mL水洗至250mL容量瓶中，缓慢加入乙酸锌溶液5mL及亚铁氰化钾溶液5mL，加水至刻度，混匀，静置30min	（1）乙酸锌和亚铁氰化钾作为蛋白质沉淀剂； （2）沉淀剂不能采用硫酸铜-氢氧化钠，以免样液中误入铜离子，影响实验结果
	用干燥滤纸过滤，弃去初滤液，取续滤液备用	

2. 碱性酒石酸铜溶液的标定

配图	操作步骤	操作说明
	吸取碱性酒石酸铜甲液5.0mL及乙液5.0mL，于150mL锥形瓶中，加水10mL，加入玻璃珠2~4粒	碱性酒石酸铜甲液、乙液应现用现混合，不能事先混合贮存
	从滴定管中加葡萄糖标准溶液9mL，控制在2min内加热至沸，趁热以1滴/2s继续滴加葡萄糖标准溶液	（1）按照操作规程，正确使用电炉； （2）实验条件应保持一致，平行测定的溶液所消耗体积相差不超过0.1mL； （3）整个滴定过程应保持微沸状态，继续滴至终点，体积控制在0.5~1mL
	滴加葡萄糖标准溶液直至溶液蓝色刚好褪去为终点，记录消耗葡萄糖标准溶液的总体积，同时平行操作3份，结果取其平均值	滴定至终点时，蓝色消失，呈淡黄色，稍放置会被氧化重新变蓝，此时不应再滴定

3. 试样溶液预测

配图	操作步骤	操作说明
	（1）吸取碱性酒石酸铜甲液5.0mL和乙液5.0mL于150mL锥形瓶中，加水10mL，加入玻璃珠2~4粒，控制在2min内加热至沸，趁沸以先快后慢的速度，从滴定管中滴加试样溶液，并保持溶液沸腾状态，待溶液颜色变浅时，以1滴/2s滴定	当样液中还原糖浓度过高时，应适当稀释后再进行正式测定，使每次滴定消耗样液的体积控制在与标定碱性酒石酸铜溶液时所消耗的还原糖标准溶液的体积相近（约10mL左右）；当浓度过低时则直接加入10mL样品液，免去加水10mL，再用还原糖标准溶液滴定至终点，记录消耗的体积与标定时消耗的还原糖标准溶液体积之差，相当于10mL样液中所含还原糖的量
	（2）滴加样液直至溶液蓝色刚好褪去为终点，记录试样溶液消耗体积	

4. 试样溶液测定

配图	操作步骤	操作说明
	（1）吸取碱性酒石酸试剂甲液5.0mL及乙液5.0mL，于150mL锥形瓶中，加水10mL，加入玻璃珠2～4粒，从滴定管预加比预滴定体积少1mL的试样溶液至锥形瓶中，控制在2min内加热至沸，保持沸腾，继续以1滴/2s进行滴定	—
	（2）滴加样液直至蓝色刚好褪去为终点，记录试样溶液消耗体积，同时平行操作3份，结果取其平均值	—

三、记录原始数据

在表3-1中记录原始数据。

表3-1　糖果中还原糖含量检测原始数据记录表

项目名称			
主要仪器设备			
检验依据		环境条件　温度　℃，相对湿度　%	
检验项目	样品编号		
	Ⅰ	Ⅱ	Ⅲ
试样的质量（m）/g			
消耗葡萄糖标准溶液的体积（V_1）/mL			
测定时平均消耗试样溶液的体积（V）/mL			
试样中还原糖的含量（X）/（g/100g）			
检验员		检验日期	

四、数据处理

试样中还原糖含量（以某种还原糖计）按下式计算。

$$m_1 = c \times V_1$$

$$X = \frac{m_1}{m \times F \times (\overline{V} \div 250) \times 1000} \times 100$$

式中　c——葡萄糖标准溶液的浓度，1.0mg/mL；

　　　V_1——消耗葡萄糖标准溶液的体积，mL；

　　　X——试样中还原糖的含量（以某种葡萄糖计），g/100g；

　　　m_1——碱性酒石酸溶液（甲液、乙液各半）相当于某种葡萄糖的质量，mg；

　　　m——试样的质量，g；

　　　F——系数为1；

　　　$\overline{V}$——测定时平均消耗试样溶液的体积，mL；

　　250——定容体积，mL；

　1000——换算系数。

当浓度过低时，试样中还原糖的含量（以某种还原糖计）按下式计算。

$$m_2 = c \times V$$

$$X = \frac{m_2}{m \times F \times (10 \div 250) \times 1000} \times 100$$

式中　X——试样中还原糖的含量（以某种葡萄糖计），g/100g；

　　　m_2——标定时体积与加入样品后消耗的还原糖标准溶液体积之差相当于某种还原糖的质量，mg；

　　　m——试样的质量，g；

　　　F——系数为1；

　　　10——样液体积，mL；

　　250——定容体积，mL；

　1000——换算系数。

还原糖含量≥10g/100g时计算结果保留三位有效数字；还原糖含量<10g/100g时，计算结果保留两位有效数字。

思政园地

　　进行数据处理后，如果实验结果错误，需要查找实验过程中存在的问题，比如实验环境杂乱无章、试剂没有标识、工具使用混乱等。外在环境条件对实验的影响有时候是决定性的，实验室的主要工作任务是检验，但是如果不创造良好的环境条件、进行良好的维护和控制、排除安全隐患，进行安全管理和文明卫生的管理，检验结果的有效性和权威性就会受到怀疑。所以，我们要规范化、标准化作业，具备一丝不苟的工作作风，养成良好的职业素养。

评价反馈

"糖果中还原糖含量的检测"考核评价表

评价方式	考核项目	评价项目		评价要求	评价分数
自我评价10%	实验准备	1. 能正确计算试剂使用量		正确计算（2分）	
		2. 能小组协作正确配制实验试剂		正确配制（2分）	
	学习成果	任务目标完成情况		能基本完成任务目标（6分）	
学生互评20%	检测原理	能用检测原理解释实验结果		正确口述检测原理（2分）	
	操作技能	1. 能按照操作规范完成样品的处理（3分）	称量	称量正确（1分）	
			定容	操作正确（1分）	
			过滤	弃去滤液（1分）	
		2. 能按照操作规范完成碱性酒石酸铜溶液的标定（12分）	吸量管使用	操作正确（1分）	
			编码	三角瓶编码（1分）	
			放玻璃珠	操作正确（1分）	
			检漏	操作正确（1分）	
			清洗、润洗	三洗完整（1分）	
			装液	操作正确（1分）	
			排气泡、调零	操作正确（1分）	
			放液手势	操作正确（1分）	
			加9mL葡萄糖	操作正确（1分）	
			滴速	1滴/2s（1分）	
			终点判断	蓝色褪去（1分）	
			读数	读数正确（1分）	
		3. 能对检验数据进行记录、处理，对结果进行判断（3分）		正确记录原始数据（1分）	
				正确书写计算过程（1分）	
				结果保留三位有效数字（1分）	

续表

评价方式	考核项目		评价项目	评价要求		评价分数
教师学业评价70%	课前	方法能力	课前学习	课前能独立通过网络学习资源库获取食品还原糖的检测标准，并归纳检测要点（5分）		
	课中	知识素质	相关知识（10分）	1. 能正确写出本任务实验检测依据及方法（2分）		
				2. 能正确写出直接滴定法的反应过程化学方程式（2分）		
				3. 能正确写出直接滴定法的检测原理（2分）		
				4. 能正确写出果糖中还原糖含量的检测步骤（2分）		
				5. 能正确写出操作过程中的思考题（2分）		
		实操能力	实验操作（50分）	1. 能写出工作流程（5分）		
				2. 能完成滴定装置结构图（5分）		
				3. 能按照操作规范进行食品（牛乳）酸度的检测，能正确判断滴定终点（20分）	准备实验相关器材（2分）	
					配制实验试剂（2分）	
					称量操作（3分）	
					样品处理（3分）	
					碱性酒石酸溶液的标定（3分）	
					试样溶液预测（2分）	
					试样溶液测定（3分）	
					终点判断、读数（2分）	
				4. 能对检验结果进行记录和数据处理（10分）	正确记录原始数据（4分）	
					正确书写计算过程（6分）	
				5. 能正确判断还原糖浓度，并正确选择计算公式（2分）		
				6. 结果保留三位有效数字（3分）		
				7. 结果记录真实，字迹工整，报告规范（5分）		
	课后	方法能力	任务拓展	完成牛乳中还原糖含量的检测方案设计，绘制相关操作流程或录制检测视频（5分）		
			总分			

注：如发生安全事故或故意毁坏仪器设备等情况，本任务计0分。

学习心得

拓展训练

- 完成牛乳中还原糖含量的检测方案设计，绘制相关操作流程或录制检测视频。（提示：可利用互联网、国家标准、微课等。）

巩固反馈

1. 依据GB/T 5009.7—2016《食品中还原糖的测定》，还原糖含量的测定方法有哪些？

2. 阐述直接滴定法测定还原糖含量的流程。

3. 课后总结所学内容，与老师和同学进行交流讨论并完成本任务的教学反馈。

任务二　火腿肠中淀粉含量的检测

学习目标

知识目标	1. 能说出火腿肠中淀粉含量检测的意义。 2. 能阐述火腿肠中淀粉含量检测的检验原理。 3. 能说出火腿肠中淀粉含量检测的实验流程。
技能目标	1. 能正确查找相关资料获取检测方法。 2. 能够独立进行火腿肠中淀粉含量的检测。 3. 能准确填写火腿肠中淀粉含量检测的结果与报告。
素养目标	1. 食品检验人员应具有精益求精、追求完美的职业态度，保证检测数据真实、准确，并按照食品安全风险监测计划和监测方案的要求报送监测数据和分析结果。 2. 任务检测过程中能正确表达自我意见，并与他人良好沟通。 3. 能够按现场8S及相关标准，整理实验台面，保持实验过程清洁，培养整洁、干净的职业素养。

● 任务描述

火腿肠主要是以畜禽肉为主要原料，经高温蒸煮等加工工艺制成。但有生产者为节约成本会在其中掺入大量淀粉，而淀粉含量的高低对火腿的质量影响很大，因此淀粉含量是评价火腿肠质量优劣的重要参数。本任务依据GB/T 20712—2022《火腿肠质量通则》以及GB 5009.9—2023《食品安全国家标准　食品中淀粉的测定》进行检验，将按照以下环节完成任务。

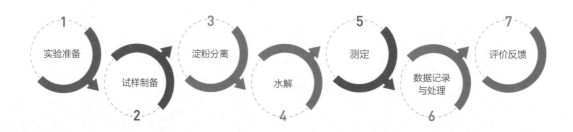

1 实验准备　2 试样制备　3 淀粉分离　4 水解　5 测定　6 数据记录与处理　7 评价反馈

■ 任务要求

　　1. 独立完成火腿中淀粉含量的检测任务。

　　2. 学会肉制品淀粉含量的测定方法。

■ 知识导学

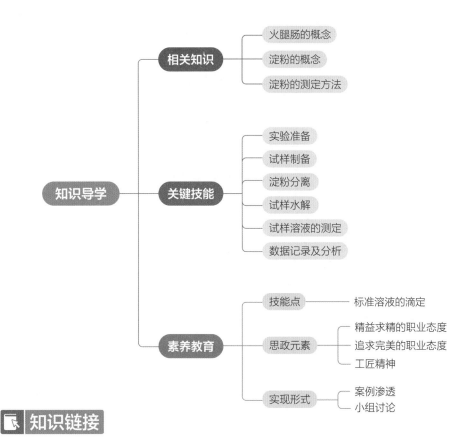

知识链接

一、资源链接

　　通过网络资源获取GB/T 20712—2022《火腿肠质量通则》以及GB 5009.9—2023《食品安全国家标准　食品中淀粉的测定》及JJG 196—2006《常用玻璃量器检定规程》、GB/T 602—2002《化学试剂　杂质测定用标准溶液的制备》、GB/T 603—2023《化学试剂　试验方法中所用制剂及制品的制备》、GB/T 8170—2008《数值修约规则与极限数值的表示和判定》等相关资料。

二、相关知识

（一）火腿肠的概念

火腿肠是以畜禽肉为主要原料，辅以淀粉、植物蛋白粉等，加入调味品、香辛料、品质改良剂、护色剂、保水剂、防腐剂等物质，采用腌制、斩拌（或乳化）、高温蒸煮等工艺制成的肉食品。火腿肠根据水分、蛋白质、淀粉含量的不同，可分为特级、优级、普通级。特级产品的淀粉含量要≤6%，优级产品的淀粉含量要≤8%，而普通级产品淀粉含量则要≤10%。国内外曾有一些商家在利益驱动下违反相关法律法规，例如，曾经出现的"瘦肉精"事件等。作为一名食品行业从业者，我们要遵循以"零缺陷"为目标的现代全面质量管理理念，筑牢"食品安全涉及全产业链"的意识，并不断增强社会责任感以及追求完美、精益求精的职业态度。

（二）淀粉的概念

食用淀粉是以谷类、薯类、豆类以及各种可食用植物为原料，通过物理方法提取未经改性的淀粉，或者在淀粉分子上引入新化学基团且未改变淀粉分子中的糖苷键类型的变性淀粉（包括预糊化淀粉、湿热处理淀粉、多孔淀粉和可溶性淀粉等）。

淀粉分为直链淀粉和支链淀粉。直链淀粉含几百个葡萄糖单元，支链淀粉含几千个葡萄糖单元。在天然淀粉中直链的占20%～26%，它是可溶性的，其余的则为支链淀粉。当用碘溶液进行检测时，直链淀粉液呈深蓝色，吸收碘量为19%～20%，而支链淀粉与碘接触时则变为紫红色，吸收碘量为1%。

（三）淀粉的测定方法

淀粉含量是某些食品的主要质量指标，是食品生产管理中常做的分析项目。淀粉含量测定的方法有很多，常用的是GB/T 5009.9—2023食品中淀粉的测定。该标准第一法酶水解法和第二法酸水解法，适用于食品中（肉制品除外）淀粉的测定；第三法皂化-酸水解法适用于肉制品中淀粉的测定，但不适用于含有经水解也能产生还原糖的其他添加物的食品的淀粉测定。

1. 酶水解法

试样去除脂肪及可溶性糖后，淀粉用淀粉酶水解成小分子糖，再用盐酸水解成单糖，最后按还原糖测定，并折算成淀粉含量。除非另有说明，该方法所用试剂均为分析纯，水为GB/T 6682—2008《分析实验室用水规格和试验方法》规定的三级水。

2. 酸水解法

试样经除去脂肪及可溶性糖类后，将其中淀粉用酸水解成具有还原性的单糖，然后按还原糖测定，并折算成淀粉。除非另有说明，该方法所用试剂均为分析纯，水为GB/T 6682—

2008《分析实验室用水规格和试验方法》规定的三级水。

3. 皂化–酸水解法

试样中加入氢氧化钾–乙醇溶液，在沸水浴上加热后，用热乙醇洗涤沉淀除去脂肪和可溶性糖，沉淀经盐酸水解后，用碘量法测定形成的葡萄糖并计算淀粉的含量。除非另有说明，该方法所用试剂均为分析纯，水为GB/T 6682—2008《分析实验用水规格和试验方法》规定的三级水。

三、问题探究

1. 样品处理时，为什么进行水解？

淀粉属于多糖类的碳水化合物，因此样品前处理时，须将淀粉水解为葡萄糖（还原糖）。

2. 样品为什么用80%热乙醇溶液洗涤数次？

样品用80%热乙醇溶液洗涤数次，是为了保证除去脂肪和可溶性糖。

四、预习与讨论

阅读学习相关资源，归纳火腿肠中淀粉含量测定的相关知识；完成老师发布的预习小测验等相关预习任务，手机扫码完成预习测试。

火腿肠中淀粉含量
的检测预习测试

> 🔔 **提示**
>
> 在整个任务实施过程中遵守实验室用水、用电安全操作指南及实验室各项规章制度和玻璃器皿的安全使用规范。

🖐 任务实施

一、实验准备

1. 仪器与设备

配图	仪器与设备	说明
	组织捣碎机	孔径不超过4mm
	电子天平：精确至0.1g	称量完毕后，及时取出被称物品，并保持天平清洁

配图	仪器与设备	说明
	冷凝管	—
	恒温水浴锅	温度为：46℃±1℃
	电炉	—

2. 试剂及配制

试剂名称	配制方法	说明
氢氧化钾-乙醇溶液	称取氢氧化钾50g，用95%乙醇溶解并稀释至1000mL	—
80%乙醇溶液	量取95%的乙醇824mL，用水稀释至1000mL	—
1.0mol/L盐酸溶液	量取盐酸83mL，用水稀释至1000mL	—
氢氧化钠溶液	称取固体氢氧化钠30g，用水溶解并稀释至100mL	—
蛋白质沉淀剂（溶液A和溶液B）	溶液A：称取铁氰化钾106g，用水溶解并稀释至1000mL； 溶液B：称取乙酸锌220g，加冰乙酸30mL，用水稀释至1000mL	—
碱性铜试剂	溶液①：称取硫酸铜25g，溶于100mL水中； 溶液②：称取无水碳酸钠144g，溶于300～400mL50℃水中； 溶液③：称取柠檬酸50g，溶于50mL水中； 将溶液③缓慢加入溶液②中，边加边搅拌直至气泡停止产生，将溶液①加到次混合液中并连续搅拌，冷却至室温后，转移到1000mL容量瓶中，定容至刻度，混匀	放置24h后使用，若出现沉淀需过滤
碘化钾溶液	称取碘化钾10g，用水溶解并稀释至100mL	—
盐酸溶液	取盐酸100mL，用水稀释至160mL	—
溴百里酚蓝指示剂	称取溴百里酚蓝1g，用95%乙醇溶解并稀释到100mL	—
淀粉指示剂	称取可溶性淀粉0.5g，加少许水，调成糊状，倒入盛有50mL沸水中调匀，煮沸，临用时配制	—
0.1mol/L硫代硫酸钠标准溶液	按GB/T 601—2016《化学试剂　标准滴定溶液的制备》进行	—

3. 检测样品

配图	样品名称	说明
	样品：火腿肠	本任务选用市售的火腿肠为实验样品

二、实施操作

1. 试样制备

配图	操作步骤	操作说明
	取有代表性的试样不少于200g，用绞肉机绞两次并混匀	绞好的试样应尽快分析，若不立即分析，应密封冷藏贮存，防止变质和成分发生变化，贮存的试样启用时应重新混匀

2. 淀粉分离

配图	操作步骤	操作说明
	称取试样25g放入500mL烧杯中，加入热氢氧化钾-乙醇溶液300mL	精确到0.01g，淀粉含量约1g
	用玻璃棒搅匀，盖上表面皿，在沸水浴上加热1h，不时搅拌	—
	将沉淀完全转移到漏斗上过滤，用80%热乙醇溶液，洗涤沉淀数次	根据样品的特征，可适当增加洗涤液的用量和洗涤次数，以保证糖被洗涤完全

3. 水解

配图	操作步骤	操作说明
	将滤纸钻孔，用1.0mol/L盐酸溶液100mL，将沉淀完全洗入250mL烧杯中	—
	盖上表面皿，在沸水浴中水解2.5h，不时搅拌	—
	溶液冷却到室温，用氢氧化钠溶液中和至pH约为6	pH不要超过6.5
	将溶液移入200mL容量瓶中，加入蛋白质沉淀剂溶液A 3mL	—
	混合后再加入蛋白质沉淀剂溶液B 3mL，用水定容到刻度，摇匀	—
	经不含淀粉的滤纸过滤	—
	滤液中加入氢氧化钠溶液1～2滴，使之对溴百里酚蓝指示剂呈碱性	—

4. 测定

配图	操作步骤	操作说明
	准确取一定量滤液（V_2）稀释到一定体积（V_3），然后取25.00mL（最好含葡萄糖40~50mg）移入碘量瓶中，加入25.00mL碱性铜试剂，装上冷凝管，在电炉上2min内煮沸	—
	随后改用温火继续煮沸10min，迅速冷却至室温，取下冷凝管，加入碘化钾溶液30mL，小心加入盐酸溶液25.0mL，盖好盖待滴定	—
	用0.1mol/L硫代硫酸钠标准溶液滴定上述溶液中释放出来的碘，当溶液变成浅黄色时，加入淀粉指示剂1mL，继续滴定直到蓝色消失，记下消耗的0.1mol/L硫代硫酸钠标准溶液体积（V_1）	同一试样进行两次测定并做空白实验

三、记录原始数据

在表3-2中记录原始数据。

表3-2　火腿肠中淀粉含量的检测原始数据记录表

样品		检测方法		检测项目	
仪器名称					
仪器编号					
检测步骤					
数值		编号			
		I	II		III
试样的质量m_0/g					
空白实验消耗硫代硫酸钠标准溶液的体积（$V_空$）/mL					

续表

试样液消耗0.1mol/L硫代硫酸钠标准溶液的体积（V_1）/mL			
消耗硫代硫酸钠的量（X_1）/mmol			
葡萄糖的含量（M_1）/g（标准附表中查得）			
取原液的体积（V_2）/mL			
稀释后的体积（V_3）/mL			
淀粉的含量（X_2）/（g/100g）			
检验员		审核人	

四、数据处理

1. 葡萄糖含量的计算

消耗硫代硫酸钠的物质的量X_1按下式计算。

$$X_1 = 10 \times \left(V_空 - V_1 \right) \times c$$

式中　X_1——消耗硫代硫酸钠的量，mmol；

　　　$V_空$——空白实验消耗硫代硫酸钠标准溶液的体积，mL；

　　　V_1——试样液消耗0.1mol/L硫代硫酸钠标准溶液的体积，mL；

　　　c——硫代硫酸钠标准溶液的浓度，mol/L。

根据X_1从GB 5009.9—2016的表中查出相应的葡萄糖含量（M_1）。

在重复性条件下获得的两次独立测定结果的绝对差值不得超过0.2%。

2. 淀粉含量计算

淀粉含量按下式计算。

$$X_2 = \frac{M_1 \times 0.9}{1000} \times \frac{V_3}{25} \times \frac{200}{V_2} \times \frac{100}{m_0} = 0.72 \times \frac{V_3}{V_2} \times \frac{M_1}{m_0}$$

式中　X_2——淀粉含量，g/100g；

　　　M_1——葡萄糖含量，mg；

　　　0.9——葡萄糖折算成淀粉的换算数；

　　　V_3——稀释后的体积，mL；

　　　V_2——取原液的体积，mL；

　　　m_0——试样的质量，g。

= 评价反馈 =

"火腿肠中淀粉含量的检测"考核评价表

评价方式	考核项目	评价项目		评价要求	评价分数
自我评价10%	实验准备	1. 能正确计算试剂使用量		正确计算（2分）	
		2. 能小组协作正确配制实验试剂		正确配制（2分）	
	学习成果	任务目标完成情况		能完成任务目标（6分）	
学生互评20%	检测原理	能用检测原理解释实验结果		口述检测原理（3分）	
	操作技能	1. 能按照操作规范进行食品（火腿肠）中淀粉含量的检测	试样制备	操作正确（1分）	
			称量	操作正确（1分）	
			淀粉分离	操作正确（1分）	
			过滤	操作正确（1分）	
			调节pH	操作正确（1分）	
			定容	操作正确（1分）	
			连接冷凝管	操作正确（1分）	
			移液管的使用	操作正确（1分）	
			滴定终点的判断	操作正确（5分）	
		2. 能对检验数据进行记录、处理，对结果进行判断		正确记录原始数据（1分）	
				正确书写计算过程（1分）	
				结果保留三位有效数字（1分）	
				正确给出火腿肠中淀粉的含量（1分）	
教师学业评价70%	课前	方法能力	课前学习	课前能独立通过网络学习资源库获取食品（火腿肠）中淀粉的检测标准，并归纳检测要点（5分）	
	课中	知识素质	相关知识	1. 能正确写出本任务实验检测依据及方法（2分）	
				2. 能正确写出火腿的等级的分类（2分）	
				3. 能正确写出火腿肠中淀粉的检测原理（2分）	
				4. 能正确写出淀粉的测定方法（2分）	
				5. 能正确写出操作过程中的思考题（2分）	
		实操能力	实验操作	1. 能正确写出工作流程（5分）	
				2. 能正确写出本任务中的酶解顺序（5分）	

续表

评价方式	考核项目		评价项目		评价要求	评价分数
教师学业评价70%	课中	实操能力	实验操作	3. 能按照操作规范进行食品（火腿肠）中淀粉的检测，能正确完成检测（20分）	准备实验相关器材（2分）	
					配制实验试剂（2分）	
					称量操作（3分）	
					淀粉分离（4分）	
					淀粉水解（3分）	
					淀粉测定（3分）	
					滴定终点判断（3分）	
				4. 能对检验结果进行记录和数据处理（10分）	正确记录原始数据（4分）	
					正确书写计算过程（6分）	
				5. 正确计算（2分）		
				6. 结果保留三位有效数字（3分）		
				7. 结果记录真实，字迹工整，报告规范（5分）		
	课后	方法能力	任务拓展	完成午餐肉中淀粉含量的检测方案设计，绘制相关操作流程或录制检测视频（5分）		
总分						

注：每个评分项目里一旦出现安全问题则计为0分。

● 学习心得

● 拓展训练

○ 完成午餐肉中淀粉含量的检测方案设计，绘制相关操作流程或录制检测视频。（提示：可利用互联网、国家标准、微课等。）

巩固反馈

1. 选择题

淀粉的水解产物为（　　）。

A. 果糖　　　　　B. 葡萄糖　　　　　C. 木糖　　　　　D. 甘露糖

2. 简述淀粉的检测原理。

3. 简述火腿中淀粉含量测定的操作流程。

4. 课后总结所学内容，与老师和同学进行交流讨论并完成本任务的教学反馈。

任务三　燕麦中膳食纤维含量的检测

学习目标

知识 目标	1. 能说出燕麦中膳食纤维检测的意义。 2. 能叙述燕麦中膳食纤维的检测原理。 3. 能说出燕麦中膳食纤维的检测流程。
技能 目标	1. 能正确查找相关资料获取检测方法。 2. 能够独立完成燕麦中膳食纤维的检测。 3. 能填写燕麦中膳食纤维检测的结果与报告。
素养 目标	1. 作为未来的食品行业从业者，诚信品质尤为重要，因此要树立"立德为先，利益在后，诚信为本，安全第一"的理念。 2. 任务检测过程中保障实验过程科学合理，培养尊重科学，恪守道德的职业精神。 3. 能够按现场8S及相关管理标准，整理现场和处理废弃物，深化环保意识与合理处理废弃物的意识。

■ 任务描述

膳食纤维在维持人体健康、预防疾病方面所起的独特作用已被越来越多的研究所证实。它是人类膳食中不可缺少的重要物质之一。自20世纪80年代以来，西方一些国家已陆续将膳食纤维作为功能性食品原料用于食品工业，现在市场上标明富含膳食纤维的食物和保健食品越来越多，因此膳食纤维的检测具有重要意义。本任务依据GB 5009.88—2023《食品安全国家标准　食品中膳食纤维的测定》进行检测，将按照以下环节完成任务。

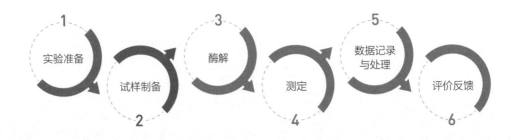

1 实验准备　2 试样制备　3 酶解　4 测定　5 数据记录与处理　6 评价反馈

● 任务要求

1. 独立完成燕麦中膳食纤维含量的检测任务。
2. 学会测定燕麦中膳食纤维的方法。

● 知识导学

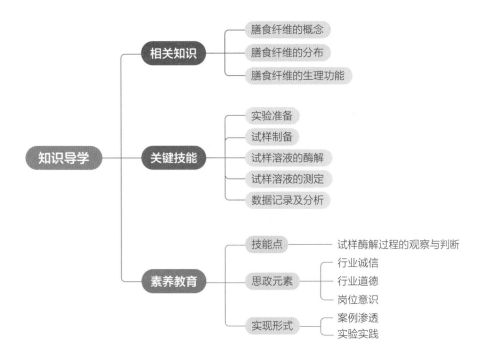

📑 知识链接

一、资源链接

通过网络资源获取GB 5009.88—2023《食品安全国家标准　食品中膳食纤维的测定》及JJG 196—2006《常用玻璃量器检定规程》、GB/T 602—2002《化学试剂　杂质测定用标准溶液的制备》、GB/T 603—2023《化学试剂　试验方法中所用制剂及制品的制备》、GB/T 8170—2008《数值修约规则与极限数值的表示和判定》等相关资料。

二、相关知识

（一）膳食纤维的概念

膳食纤维是不能被人体小肠消化吸收、聚合度≥3的碳水化合物聚合物，包括纤维素、半纤维素、果胶及其他单体成分等。膳食纤维为植物的可食部分，对人体有健康意义。

（二）膳食纤维的分布

膳食纤维可分为可溶性膳食纤维和不溶性膳食纤维，其中不溶性膳食纤维在食物中含量最为丰富，主要包括纤维素、半纤维素、木质素、角质等，谷物的麸皮、薯、豆类及蔬菜、水果等食品都是不溶性膳食纤维的良好来源；可溶性膳食纤维则富含于燕麦、大麦、水果和一些豆类中。膳食纤维的含量依食物种类不同，与植物成熟度、食品加工程度有关，例如在蔬菜中，于嫩茎、叶中较高，于根中则较少。

（三）膳食纤维的生理功能

现代医学和营养学研究证实，膳食纤维可润肠通便，降血压、降血脂、调控血糖水平、减肥等，对预防糖尿病、高血脂、大肠憩室病、便秘、肥胖症、胆石症和肠癌有益。联合国粮食及农业组织（FAO）以及美国、加拿大、日本等国颁布的膳食指导大纲，和我国颁布的《90年代中国食物结构改革与发展纲要》等文件中均指出，膳食纤维是平衡膳食结构的必需营养素之一。然而市面上出现的某些纤维素胶囊，打着富含"膳食纤维"的幌子，实则膳食纤维含量甚少。食品行业关系着人类的饮食健康，所以从业者的诚信品质尤为重要，要树立"立德为先，利益在后，诚信为本，安全第一"的行业理念。

三、问题探究

膳食纤维为什么对人体有健康意义？

膳食纤维是平衡膳食结构的必需营养素之一，有利于润肠通便及调控血压、血脂、血糖水平等。

四、预习与讨论

阅读学习相关资源，归纳功能性饮料中膳食纤维的检测的相关知识；完成老师发布的预习小测验等相关预习任务，手机扫码完成预习测试。

燕麦中膳食纤维
含量的检测预习
测试

任务实施

一、实验准备

1. 仪器与设备

配图	仪器与设备	说明
	真空抽滤装置	真空泵或有调节装置的抽吸器
	电子天平：精确至0.1g	称量完毕后，及时取出被称物品，并保持天平清洁
	坩埚	具粗面烧结玻璃板，孔径40~60μm
	恒温水浴锅	控温范围为5~100℃
	马弗炉	525℃±5℃

配图	仪器与设备	说明
	烘箱	130℃±3℃
	干燥器	配有二氧化硅或同等的干燥剂
	pH计	具有温度补偿功能，精度±0.1
	干燥箱	70℃±1℃
	筛板	孔径0.3~0.5mm

2. 试剂及配制

试剂名称	配制方法	说明
85%乙醇溶液	取895mL95%乙醇用水稀释并定容至1L，混匀	—
78%乙醇溶液	取821mL95%乙醇，用水稀释并定容至1L，混匀	—
1mol/L盐酸	量取盐酸83mL，用水稀释至1000mL	—
混合酶溶液	取0.5g胰淀粉酶与0.05g淀粉葡萄糖苷酶，用50mL 50mmol/L顺丁烯二酸缓冲液配成每毫升含400U胰淀粉酶和30U淀粉葡萄糖苷酶的溶液，涡旋振荡5min	临用现配

续表

试剂名称	配制方法	说明
重铬酸钾洗液	称取100g重铬酸钾，用200mL水溶解，加入1800mL浓硫酸混合	—
50mmol/L顺丁烯二酸缓冲液	称取11.6g顺丁烯二酸溶于1600mL水中，用4mol/L氢氧化钠溶液调整至pH=6.0，再加入0.6g二水合氯化钙，加水稀释至2L	在4℃避光保存，保存期不超过1个月
蛋白酶溶液	取2.5g蛋白酶，用50mL50mmol/L顺丁烯二酸缓冲液配成每毫升含50mg的蛋白酶溶液，涡旋振荡5min	临用现配，使用前于4℃储存
酸洗硅藻土	取200g硅藻土于600mL的2mol/L盐酸中浸泡过夜，过滤，用水洗至滤液为中性，置于525℃±5℃马弗炉中灼烧灰分后备用	—
2mol/L乙酸溶液	取115mL冰乙酸，稀释至1L	—
三羟甲基氨基甲烷（Tris）溶液（0.75mo/L）	称取90.8gTris固体溶于约800mL水中，加水稀释至1L	—

3. 检测样品

配图	样品名称	说明
	样品：燕麦	本任务选用市售的燕麦为实验样品

二、实施操作

1. 试样制备

配图	操作步骤	操作说明
	将试样粉碎、混匀，均匀过筛	依据试样水分含量、脂肪含量、糖含量进行适当处理、干燥并粉碎、混匀过筛

2. 酶解

配图	操作步骤	操作说明
	准确称取双份试样（m），约1g（精确至0.1mg），双份试样质量差≤0.005g	—
	将试样转置于400～600mL高脚烧杯中，加入50mmol/L顺丁烯二酸缓冲液35mL，用磁力搅拌直至试样完搅拌均匀； 同时制备两个空白样液与试样液进行同步操作，用于校正试剂对测定的影响	避免试样结成团块，以防止试样酶解过程中不能与酶充分接触，使试样全分散在缓冲液中
	淀粉酶酶解：向高脚烧杯中加入5mL胰淀粉醇和淀粉葡萄糖苷酶混合酶溶液，缓慢搅拌，加盖铝箔，置于37℃的恒温振荡水浴箱中持续振摇，当温度升至37℃开始计时，醇解16h；打开铝箔盖，向试样溶液中加入3.0mL0.75mol/L Tris溶液，使试样溶液pH至8.2±0.2，盖上铝箔，置于95～100℃水浴箱中水浴加热约20min，不时轻摇烧杯，取出烧杯冷却至60℃±1℃	如采用高浓度混合酶溶液，酶解时间可适当缩减，但不少于4h
	蛋白酶酶解：将试样液置于60℃±1℃水浴中，向每个烧杯加入100μL蛋白酶溶液，盖上铝箔开始计时，持续振摇，反应30min	—
	打开铝箔盖，边搅拌边加入4mL2mol/L乙酸溶液，控制试样温度保持在60℃±1℃。用1mol/L氢氧化钠溶液或1mol/L盐酸溶液调节试样液pH至4.5±0.2	注：应在60℃±1℃时调pH，因为温度降低会使pH升高；同时注意进行空白样液的pH测定，保证空白样和试样液的pH一致

3. 测定

配图	操作步骤	操作说明
	沉淀：向每份试样酶解液中，按乙醇与试样液体积比4∶1的比例加入预热至60℃±1℃的95%乙醇（预热后体积约为225mL），取出烧杯，盖上铝箔，于室温条件下沉淀1h	—
	抽滤：取已加入硅藻土并干燥称量的坩埚，用15mL78%乙醇润湿硅藻土并展平，接上真空抽滤装置，抽去乙醇，使坩埚中硅藻土平铺于滤板上，将试样乙醇沉淀液转移入坩埚中抽滤，用刮勺和78%乙醇将高脚烧杯中所有残渣转至坩埚中	—
	洗涤：分别用78%乙醇15mL洗涤残渣2次，用95%乙醇15mL洗涤残渣2次，丙酮15mL洗涤残渣2次	—
	抽滤去除洗涤液后，将坩埚连同残渣在105℃烘干过夜；将坩埚置于干燥器中冷却1h，称量（m_{GR}，处理后坩埚质量及残渣质量），精确至0.1mg，减去处理后坩埚质量计算试样残渣质量（m_R）	—
	蛋白质的测定：取2份试样残渣中的1份按 GB 5009.5—2016测定氮（N）含量，以6.25为换算系数，计算蛋白质质量（m_P）	—
	灰分的测定：另1份试样测定灰分，即在525℃灰化5h，于干燥器中冷却，精确称量坩埚总质量（精确至0.1mg），减去处理后坩埚质量，计算灰分质量（m_A）。	—

三、记录原始数据

在表3-3中记录原始数据。

表3-3　功能性饮料中膳食纤维含量的检测原始数据记录表

样品		检测方法		检测项目	
仪器名称					
仪器编号					
检测步骤					
数据		编号			
		I	II	III	
试样的质量（m）/g					
试样质量均值（$\bar{m}$）/g					
处理后坩埚质量（m_G）/g					
处理后坩埚质量及残渣质量（m_G）/g					
试样残渣质量匀值（$\bar{m}_R$）/g					
试样残渣质量（m_R）/g					
试样残渣中灰分质量（m_A）/g					
盐酸体积/mL					
试剂空白质量（m_B）/g					
试样残渣中蛋白质质量（m_p）/g					
试样制备前质量（m_C）/g					
试样制备后质量（m_D）/g					
校正因子（f）					
结果（X）/（g/100g）					
平均值（$\bar{X}$）/（g/100g）					
检验员			审核人		

四、数据处理

试剂空白质量按下式计算。

$$m_B = m_{BR} - m_{BP} - m_{BA}$$

式中　m_B——试剂空白质量，g；

　　　m_{BR}——双份试剂空白残渣质量均值，g；

　　　m_{BP}——试剂空白残渣中蛋白质质量，g；

　　　m_{BA}——试剂空白残渣中灰分质量，g。

试样中膳食纤维的含量按下式计算。

$$m_R = m_{GR} - m_G$$

$$X = \frac{\bar{m}_R - m_P - m_A - m_B}{\bar{m} \times f} \times 100$$

$$f = \frac{m_C}{m_D}$$

式中　m_R——试样残渣质量，g；

　　　m_{GR}——处理后坩埚质量及残渣质量，g；

　　　m_G——处理后坩埚质量，g；

　　　X——试样中膳食纤维的含量，g/100g；

　　　$\bar{m}_R$——试样残渣质量均值，g；

　　　m_P——试样残渣中蛋白质质量，g；

　　　m_A——试样残渣中灰分质量，g；

　　　m_B——试剂空白质量，g；

　　　$\bar{m}$——双份试样取样质量均值，g；

　　　f——试样制备时因干燥、脱脂、脱糖导致质量变化的校正因子；

　　　100——换算稀释；

　　　m_C——试样制备前质量，g；

　　　m_D——试样制备后质量，g。

如果试样没有经过干燥、脱脂、脱糖等处理，$f=1$。

以重复性条件下获得的两次独立测定结果的算术平均值表示，结果保留三位有效数字，在重复性条件下获得的两次独立测定结果的绝对差值不得超过算术平均值的10%。

= 评价反馈 =

"燕麦中膳食纤维含量的检测"考核评价表

评价方式	考核项目	评价项目		评价要求	评价分数
自我评价10%	实验准备	1. 能正确计算试剂使用量		正确计算（2分）	
		2. 能小组协作正确配制实验试剂		正确配制（2分）	
	学习成果	任务目标完成情况		能完成任务目标（6分）	
学生互评20%	检测原理	能用检测原理解释实验结果		正确口述检测原理（3分）	
	操作技能	1. 能按照操作规范进行食品（燕麦）膳食纤维的检测	编码	高脚烧杯瓶编码（1分）	
			试样制备	操作正确（1分）	
			称量	操作正确（1分）	
			移液	操作正确（1分）	
			调节pH	操作正确（1分）	
			移液枪使用	操作正确（1分）	
			沉淀	操作正确（1分）	
			抽滤	操作正确（1分）	
			洗涤	操作正确（1分）	
			蛋白质测定	操作正确（2分）	
			灰分测定	操作正确（2分）	
		2. 能对检验数据进行记录、处理，对结果进行判断		正确记录原始数据（1分）	
				正确书写计算过程（1分）	
				结果保留三位有效数字（1分）	
				计算出燕麦膳食纤维含量（1分）	

续表

评价方式	考核项目		评价项目	评价要求	评价分数
教师学业评价70%	课前	方法能力	课前学习	课前能独立通过网络学习资源库获取食品（燕麦）膳食纤维的检测标准，并归纳检测要点（5分）	
	课中	知识素质	相关知识	1. 能写出本次实验检测依据及方法（2分）	
				2. 能写出膳食纤维的分类（2分）	
				3. 能写出食品（燕麦）膳食纤维的检测原理（2分）	
				4. 能写出膳食纤维的表示方法（2分）	
				5. 能写出操作过程中的思考题（2分）	
		实操能力	实验操作	1. 能写出工作流程（5分）	
				2. 能写出酶解顺序（5分）	
				3. 能按照操作规范进行食品（燕麦）膳食纤维的检测，并正确完成检测（20分）　准备实验相关器材（2分）	
				配制实验试剂（2分）	
				称量操作（3分）	
				酶液配制（4分）	
				抽滤装置使用（3分）	
				蛋白质测定（3分）	
				灰分的测定（3分）	
				4. 能对检验结果进行记录和数据处理（10分）　正确记录原始数据（4分）	
				正确书写计算过程（6分）	
				5. 能正确计算（2分）	
				6. 结果保留三位有效数字（3分）	
				7. 结果记录真实，字迹工整，报告规范（5分）	
	课后	方法能力	任务拓展	完成玉米中膳食纤维含量的检测方案设计，绘制相关操作流程或录制检测视频（5分）	
总分					

注：每个评分项目里，一旦出现安全问题则计为0分。

▣ 学习心得

▣ 拓展训练

○ 完成玉米中膳食纤维含量的检测方案设计，绘制相关操作流程或录制检测视频。（提示：可利用互联网、国家标准、微课等。）

📝 巩固反馈

1. 简述膳食纤维的生理功能。

2. 简述膳食纤维的检验原理。

3. 简述燕麦中膳食纤维含量的检测操作流程。

4. 课后总结所学内容，与老师和同学进行交流讨论并完成本任务的教学反馈。

项目四 食品中蛋白质和氨基酸态氮含量的检测

任务一 乳粉中蛋白质含量的检测（凯氏定氮法）

学习目标

知识目标	1. 能说出乳粉中蛋白质含量的检测意义。 2. 能解释关于蛋白质的基本知识及检验原理。 3. 能叙述凯氏定氮法测定乳粉中蛋白质含量的流程。
技能目标	1. 能正确查找相关资料获取检验方法。 2. 能够独立以凯氏定氮法测定乳粉中蛋白质。 3. 能进行乳粉中蛋白质检测的结果分析。
素养目标	1. 食品从业人员要永远把食品安全放在第一位，时刻牢记食品安全第一责任人的身份。 2. 通过操作技能学习过程，养成严谨、求实的职业精神，在小组合作中培养团结协作的行为习惯。 3. 能遵守8s管理标准，认真整理实验台面，保持实验过程清洁，培养学生安全和环保意识。

● 任务描述

蛋白质是人体重要的营养物质，提供人体所需要的必需氨基酸，还对食品的质构、风味和加工产生重大的影响。蛋白质含量是食品中一项重要的营养指标，尤其是乳制品类的决定性指标。国家标准对一些典型产品的蛋白质含量作了专门的规定，凯氏定氮法测定蛋白质是蛋白质测定的最常用的方法。本任务依据GB 5009.5—2016《食品安全国家标准　食品中蛋白质的测定》第一法凯氏定氮法进行检验，将按照以下环节完成任务。

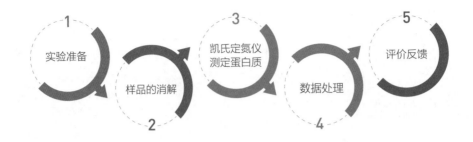

● 任务要求

1. 独立完成乳粉中蛋白质的检测任务。
2. 学会对凯氏定氮法测定乳粉中蛋白质的数据进行分析。

● 知识导学

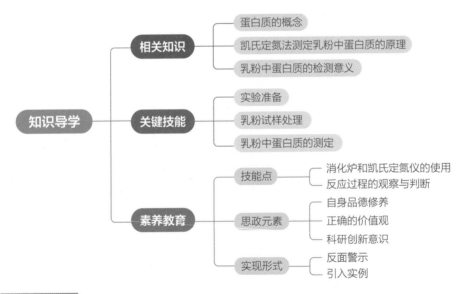

知识链接

一、资源链接

通过网络资源获取GB 5009.5—2016《食品安全国家标准　食品中蛋白质的测定》及JJG 196—2006《常用玻璃量器检定规程》、GB/T 602—2002《化学试剂　杂质测定用标准溶液的制备》、GB/T 603—2023《化学试剂　试验方法中所用制剂及制品的制备》、GB/T 8170—2008《数值修约规则与极限数值的表示和判定》等相关资料。

通过手机扫码获取乳粉中蛋白质含量的检测微课。

乳粉中蛋白质
含量的检测
微课

二、相关知识

1. 蛋白质的概念

蛋白质是由两性氨基酸通过肽键结合在一起的大分子化合物，它主要含的元素是C、H、O、N。一般来说，蛋白质的平均含氮量为16%，即一份氮相当于6.25份蛋白质，此数值称为蛋白质系数。

蛋白质含量＝总氮含量×蛋白质系数。不同种类食品的蛋白质系数有所不同，如大豆及其制品为5.71，牛乳及其制品为6.38。

2. 凯氏定氮法测定乳粉中蛋白质的原理

凯氏定氮法是测定食品中蛋白质含量的经典方法，这种方法基于测定试样中的总有机氮，由总氮量乘以合适的蛋白质系数来求得蛋白质含量，适用于0.2～1.0mg氮，误差为±2%，用于标准蛋白质含量的准确测定，干扰少，灵敏度低，费时长。

凯氏定氮法测定蛋白质的原理即食品中的蛋白质在催化加热条件下被分解，产生的氨与硫酸结合生成硫酸铵。碱化蒸馏使氨游离，用硼酸吸收后以硫酸或盐酸标准溶液滴定，根据酸的消耗量计算氮含量，再乘以蛋白质系数，即为蛋白质的含量，反应过程如下：

$$样品(2N) \xrightarrow[消化]{H_2SO_4+催化剂} (NH_4)_2SO_4 \xrightarrow[蒸馏]{NaOH} 2NH_3\uparrow \xrightarrow[吸收]{H_3BO_3} (NH_4)_2B_4O_7 \xrightarrow[滴定]{2HCl} 结果处理$$

此法测定得到的蛋白质含量，实际上包括核酸、生物碱、含氮类脂、卟啉和含氮色素等非蛋白质氮化合物，故称为粗蛋白。

凯氏定氮仪是依据经典（凯氏定氮）法设计的自动测氮蒸馏系统，该仪器具有灵敏度高、分析速度快和操作比较简单等特点。仪器可以按照不同的自动化程度完成蒸汽蒸馏、滴定和分析。

3. 乳粉中蛋白质的检测意义

乳粉中的蛋白质含量为3%～3.7%，主要的含氮物质为酪蛋白和乳清蛋白，还有少量的脂肪球膜蛋白。乳蛋白富含必需氨基酸且配比适宜，比自然界中任何其他天然食物所含必需氨基酸都多。

乳与乳制品中蛋白质含量的多少，不但能表示乳制品的质量，也关系着人体的健康，因此对其蛋白质含量制定了相应的标准。测定食品中蛋白质的含量对于了解食品的质量，掌握食品营养价值和品质变化，对合理利用食品资源具有重要意义，同时为食品生产、加工等提供数据。

在2008年曾发生"三聚氰胺"事件、乳中加入三聚氰胺以提高检测时的蛋白质含量值，但这并不是真正的蛋白质。我们要做一名合格的食品工作者，永远把食品安全放在第一位，时刻牢记食品安全第一责任人的身份。

三、问题探究

1. 简述乳粉样品前处理的过程?

（1）用分析天平准确称取0.5g乳粉，用称量纸包裹后移入干燥的消化管中。

（2）向消化管中加入两粒催化片和12mL浓硫酸，摇匀。

（3）开启消解炉，设定温度为420℃、消解时间1h。

（4）内容物完全消化，消化至溶液澄清透明。

（5）冷却至室温。

（6）关闭尾气吸收装置，取下管架，备用。

2. 如何判定在凯氏定氮法处理过程中氢氧化钠的加入量?

过量的氢氧化钠会跟硫酸铜反应生成氢氧化铜蓝色沉淀，蓝色沉淀在加热的情况下会生成黑色的氧化铜沉淀。

四、预习与讨论

阅读学习相关资源，归纳凯氏定氮法测定乳粉中蛋白质的相关知识；完成老师发布的预习小测验等相关预习任务，手机扫码完成预习测试。

乳粉中蛋白质
含量的检测
（凯氏定氮法）
预习测试

> 🔔 **提示**
>
> 在整个任务实施过程中遵守实验室用水、用电安全操作指南及实验室各项规章制度和玻璃器皿的安全使用规范。

📖 任务实施

一、实验准备

1. 仪器与设备

配图	仪器与设备	说明
	全自动凯氏定氮仪	—

配图	仪器与设备	说明
	电子分析天平：量感为0.1mg	称量完毕后，及时取出被称物品，并保持天平清洁
	控温消化炉	—
	消化管及消化管架	—

2. 试剂及配制

试剂名称及配图	配制方法	说明
硼酸溶液 	称取10g硼酸，加水溶解后稀释至1000mL	—

试剂名称及配图	配制方法	说明
氢氧化钠溶液 	称取40g氢氧化钠加水溶解后,放冷并稀释至100mL	氢氧化钠腐蚀性极强,配制时应在通风橱内进行,操作时要戴防护目镜及橡胶手套,注意不要溅到皮肤上或眼睛里
盐酸标准滴定溶液(0.1077mol/L) 	取浓盐酸9mL,加水稀释至1000mL(使用前要进行标定)	—
混合指示液 	混合指示液:称取0.07g甲基红和0.1g溴甲酚绿,用乙醇溶解并定容至100mL	—
浓硫酸(分析纯) 高效凯氏定氮催化剂片 	—	—

3. 检测样品

配图	样品名称	说明
	样品：市售乳粉	本任务选用市售的乳粉为实验样品

二、实施操作

1. 乳粉试样处理

配图	操作步骤	操作说明
	用称量纸准确称取0.5g（精确到0.0001g）乳粉两份，用称量纸包裹好样品后一起移入干燥的消化管中	（1）分析天平使用前需调平，精确至0.001g; （2）注意样品不要粘到管壁; （3）同时做空白试样
	向消化管中加入两粒催化片和12mL浓硫酸，摇匀	注意：浓硫酸具有强烈的腐蚀性
	将装有消化管的管架置于消化炉上，无样品的空管加适量硫酸，防止干烧，打开消化炉和尾气吸收装置，按"▼"键将消化管装入消化炉中，程序自动升温，温度达到420℃后会继续消化1h	—

配图	操作步骤	操作说明
	消化结束后，消化液为澄清透明，待消化管冷却至室温，关闭尾气吸收装置，按"▼"键分离消化管与回流装置，取下管架，备用，安装保护架，关闭消化炉	若消化不完全，可继续消化1h

2. 乳粉中蛋白质的测定（凯氏定氮法）

配图	操作步骤	操作说明
	开机之前检查仪器所用的试剂：氢氧化钠溶液、盐酸标准溶液以及含有混合指示剂的硼酸溶液是否充足，如试剂不充足要及时配制并添加所需要的试剂	本实验以"KD-310型全自动定氮仪"为例
	开循环泵：打开循环泵电源，依次按开关键、循环键、制冷键以打开冷凝循环水	注意按键顺序
	开机：打开主机右下部的电源开关，仪器自检后出现登录界面，输入密码后进入主菜单界面	—

配图	操作步骤	操作说明
	仪器清洗：从主菜单选择"手动操作"，进入子界面，点击"load"，消化管自动安装；选择"加硼酸"排掉管线中的旧硼酸；选择"清洗"程序，点击"自动清洗"，进行仪器的清洗	注意：开机清洗至少2次
	放置蒸馏管：点击"unload"卸下空消化管，打开自动进样器门，按"⬛"（伸出键），进样器伸出，装上放有样品管和空白管的管架，按"⬛"（收回键），进样器自动收回，关闭自动进样器门	—
	样品参数设置：按"⬛"键返回主菜单，从主菜单选择"样品质量"进入样品质量子菜单，屏幕将显示样品的参数，在菜单左上部选择"rack A"，光标指向1号位，为空白管，选择结果类型为"mL blank"，点击确定；光标指向2号位，为乳粉样品1，选择结果单位为"% protein"，选择蛋白质系数为"6.38"，输入质量，点击确认键；光标指向3号位，为乳粉样品2，重复乳粉样品1操作步骤，点击确认，按"⬛"键返回主菜单	依据国家标准，乳粉蛋白质系数为6.38

配图	操作步骤	操作说明
	分析参数设置：从主菜单选择"参数设置"，再选择"分析参数"，屏幕将显示分析参数菜单，在菜单左上部切换选择"凯氏定氮（kjeldahl）"方法进行编辑，设置加水稀释体积和氢氧化钠体积均为50mL，点击"确认"键保留参数设置	其他参数可为默认数值
	空白管测试：从主菜单选择"auto Blank"，点击"开始"，自动分析空白，并显示空白滴定体积，连续做3~5个空白测试	当两次分析的空白值之差 <0.05mL时，表示空白值已经稳定
	样品分析：从主菜单选择"凯氏定氮（kjeldahl）"，进入分析菜单，选择"开始（start）"分析样品	分析过程中，反应瓶中颜色会由于酸碱度不同，在暗红色与蓝绿色之间变化

配图	操作步骤	操作说明
	样品分析完成后，系统会自动显示计算后的蛋白质含量	将两次样品测定结果值记录在原始数据表中
	仪器清洗：所有样品分析完毕后，从主菜单选择"手动操作"，运行一次清洗（"clean auto"）程序	—
	关机：关闭主机上的电源开关，关闭循环泵	—

三、记录原始数据

在表4-1中记录原始数据。

表4-1 乳粉中蛋白质含量的检测（凯氏定氮法）原始数据记录表

样品		检测方法		检测项目	
样品编号				I	II
试样质量/g					
试样中蛋白质的含量记录值/（g/100g）					
试样中蛋白质的含量/（g/100g）					
计算过程：					
检验员		审核人			

四、数据处理

试样中蛋白质的含量，按下式进行计算。

$$X = \frac{X_1 + X_2}{2}$$

式中　X——试样中蛋白质的含量，g/100g;

　　X_1——试样 I 分析测得的蛋白质含量，g/100g;

　　X_2——试样 II 分析测得的蛋白质含量，g/100g。

蛋白质含量≥1g/100g时，结果保留三位有效数字；蛋白质含量＜1g/100g时，结果保留两位有效数字。

＝ 评价反馈 ＝

"乳粉中蛋白质含量的检测（凯氏定氮法）"考核评价表

评价方式	考核项目		评价项目		评价要求	评价分数
自我评价10%	实验准备		1. 计算试剂使用量		正确计算（2分）	
			2. 小组协作正确配制实验试剂		正确配制（2分）	
	学习成果		任务目标完成情况		能完成任务目标（6分）	
学生互评20%	检测原理		能用检测原理解释实验结果		检测原理（3分）	
	操作技能	1. 能按照操作规范进行乳粉中蛋白质含量的检测		样品消化	称量准确（1分）	
					装样品不黏附于消化管壁（1分）	
					消化炉操作正确（1分）	
				开机前检查	保证各试剂充足（1分）	
				开循环泵	按键顺序正确（1分）	
				开机	操作正确（1分）	
				仪器清洗	操作正确（1分）	
				放置蒸馏管	操作正确（1分）	
				样品参数设置	设置正确（1分）	
				分析参数设置	设置正确（1分）	
				空白管测试	判断准确（1分）	
				样品分析	操作正确（1分）	
				结果记录	准确记录（1分）	
		2. 能对检验数据进行记录、处理，对结果进行判断			正确记录原始数据（1分）	
					正确书写计算过程（1分）	
					结果保留三位有效数字（1分）	
					判断蛋白质含量是否符合标准（1分）	
教师学业评价70%	课前	方法能力	课前学习		课前能独立通过网络学习资源库获取乳粉中蛋白质含量的检测标准，并检测要点（5分）	
	课中	知识素质	相关知识		1. 能正确写出本任务实验检测依据及方法（1分）	
					2. 能正确写出各试剂的配制方法（1分）	
					3. 能正确写出乳粉中蛋白质含量的检测原理（1分）	
					4. 能正确写出乳粉中蛋白质指标的判断标准（1分）	
					5. 能正确写出操作过程中的思考题（1分）	

续表

评价方式	考核项目	评价项目	评价要求		评价分数
教师学业评价70%	课中 实操能力	实验操作	1. 能正确写出工作流程（5分）		
			2. 能完成检测流程图（5分）		
			3. 能按照操作规范进行乳粉中蛋白质含量的检测，能规范完成检测（20分）	样品消化（2分）	
				开机、开循环泵（2分）	
				仪器清洗、放管（3分）	
				参数设置（4分）	
				空白测试（3分）	
				样品分析（3分）	
				结果、清洗仪器、关机（3分）	
			4. 能对检验结果进行记录和数据处理（10分）	正确记录原始数据（4分）	
				正确书写计算过程（6分）	
			5. 能正确判断蛋白质含量是否符合标准（2分）		
			6. 结果保留三位有效数字（3分）		
			7. 结果记录真实，字迹工整，报告规范（5分）		
	课后 方法能力	任务拓展	完成豆粉中蛋白质含量的检测方案设计，绘制相关操作流程或录制检测视频（5分）		
总分					

注：如发生安全事故或故意毁坏仪器设备等情况，本任务计为0分。

● 学习心得

▪ 拓展训练

○ 完成豆粉中蛋白质含量的检测方案设计，绘制相关操作流程或录制检测视频。（提示：可利用互联网、国家标准、微课等。）

巩固反馈

1. 阐述凯氏定氮法检测蛋白质含量的原理。

2. 阐述凯氏定氮法检测蛋白质含量实验的注意事项。

3. 课后总结所学内容，与老师和同学进行交流讨论并完成本任务的教学反馈。

任务二 酱油中氨基酸态氮含量的检测

学习目标

知识 目标	1. 能说出食品中氨基酸态氮含量的检测意义。 2. 熟悉食品中氨基酸态氮的检测方法及适用范围。 3. 掌握酸度计检测酱油中氨基酸态氮含量的工作流程。
技能 目标	1. 能正确查找相关资料，获取检验方法。 2. 能够独立进行酱油中氨基酸态氮含量的检测。 3. 能正确书写酱油中氨基酸态氮含量检测的结果与报告。
素养 目标	1. 能通过观看酱油生产的过程，感受中华儿女上千年的饮食智慧，领会其中蕴含的工匠精神。 2. 能以小组合作的方式完成酸度计标定、样品处理和分析等操作，增强团结协作精神。 3. 能够按现场8S及相关管理标准，整理清洁实验现场，提升个人行动能力与素质。

▪ 任务描述

酱油是中国传统调味品，其色泽呈红褐色，有独特酱香，滋味鲜美，有助于促进食欲。酱油的成分比较复杂，除食盐外，还含有多种氨基酸、糖类、有机酸、色素及香料等。氨基酸态氮是指以氨基酸形式存在的氮元素的含量，是酱油的特征性指标之一。酱油的鲜味和营养价值取决于氨基酸态氮含量的高低，一般来说氨基酸态氮越高，酱油的等级就越高，也就是说其品质越好。在行业标准中，酱油的质量等级主要是依据酱油中氨基酸态氮的含量确定的。本任务依据GB 5009.235—2016《食品安全国家标准 食品中氨基酸态氮的测定》进行检验，将按照以下环节完成任务。

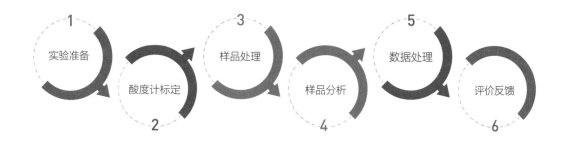

任务要求

1. 独立完成酱油中氨基酸态氮含量的检测。
2. 学会使用和维护酸度计。

知识导学

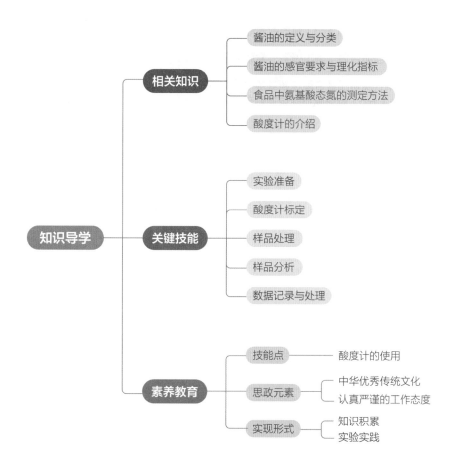

📖 知识链接

一、资源链接

通过网络资源获取GB 5009.235—2016《食品安全国家标准 食品中氨基酸态氮的测定》及GB/T 11165—2005《实验室pH计》、GB 2717—2018《食品安全国家标准 酱油》、GB/T 18186—2000《酿造酱油》、JJG 196—2006《常用玻璃量器检定规程》、GB/T 602—2002《化学试剂 杂质测定用标准溶液的制备》、GB/T 603—2023《化学试剂溶液、制剂及制品的制备》、GB/T 8170—2008《数值修约规则与极限数值的表示和判定》等相关资料。

酱油中氨基酸态氮含量的检测微课

通过手机扫码获取酱油中氨基酸态氮含量的检测微课。

二、相关知识

（一）酱油的定义与分类

中国的酱油在国际上享有极高的声誉。三千多年前，我们的祖先就会酿造酱油了。最早的酱油是用牛、羊、鹿和鱼虾等动物性蛋白质酿制的，后来逐渐改用豆类和谷物的植物性蛋白质酿制。经过一代又一代的传承者对工艺的继承和改良，才使得现在的酱油色泽红亮，有独特酱香，滋味鲜美，有助于促进食欲。酱油不仅是中国的传统调味品，也是中华儿女上千年饮食智慧和酱人匠心的体现。

1. 酱油的概念

酱油是以大豆和（或）脱脂大豆、小麦和（或）小麦粉和（或）麦麸为主要原料，经微生物发酵制成的具有特殊色、香、味的液体调味品。

2. 酱油的分类

（1）按照制造工艺分类

①**低盐固态工艺：**相对高盐稀态工艺，低盐固态发酵采用相对低的盐含量，添加较大比例麸皮、部分稻壳和少量麦粉，形成不具流动性的固态酱醅，以粗盐封池的方式进行发酵，大约经过21天保温发酵即可成熟。提取酱油的方式为移池淋油或原池泡淋取油。

特点：发酵时间短，酱香浓，色泽深，氨基酸转化率较低。

②**浇淋工艺：**以发酵池进行发酵，发酵池设假底，假底以下为滤出的酱汁，经过用泵抽取假底下酱汁于酱醅表面进行浇淋，实现均匀发酵的目的，是低盐固态酱油的改良工艺。

特点：原料利用率高、风味好、改造投资小。

③**高盐稀态工艺：**以豆粕和小麦为原料，经原料处理、豆粕高压蒸煮、小麦焙炒、混合制曲发酵、压榨取汁的一种发酵工艺。

特点：原料采用高蛋白豆粕和北方硬质小麦，采用稀醪发酵和压榨取汁工艺。原料利用率高，风味好，但发酵时间长，一次性投资大。

（2）按照等级分类　酱油的鲜味和营养价值取决于氨基酸态氮含量的高低，一般来说氨基酸态氮越高，酱油的等级就越高，也就是说品质越好。根据我国酿造酱油的标准（GB 18186—2000《酿造酱油》），按照氨基酸态氮含量将酱油进行等级分类（表4-2）。

表4-2　根据氨基酸态氮含量进行酱油的等级分类

等级	氨基酸态氮含量/（g/100mL）
特级酱油	≥0.80
一级酱油	≥0.70
二级酱油	≥0.55
三级酱油	≥0.40

氨基酸态氮的高低代表着酱油的鲜味程度，其作为酱油等级衡量的标准具有重要意义，所以大多数企业都在不断提升公司的配制技术和研发技术，以达到高氨基酸态氮的高标准，从而实现更高的商业价值。

（二）酱油的感官要求与理化指标

酱油的感官要求见表4-3，理化指标见表4-4。

表4-3　酱油的感官要求

项目	要求	检验方法
色泽	具有产品应有的色泽	取混合均匀的适量试样置于直径60~90mm的白色瓷盘中，在自然光线下观察色泽和状态，闻其气味，并用吸管吸取适量试样进行滋味品尝
滋味、气味	具有产品应有的滋味和气味，无异味	
状态	不浑浊，无正常视力可见外来异物，无霉花浮膜	

表4-4　酱油的理化指标

项目	指标	检验方法
氨基酸态氮/（g/100mL）　≥	0.4	GB 5009.235—2016

（三）食品中氨基酸态氮的测定方法

鉴于食品中氨基酸成分的复杂性，在一般的常规检验中多测定样品中氨基酸的总量。氨基酸态氮含量的测定依据为GB 5009.235—2016《食品安全国家标准　食品中氨基酸态氮的测定》，标准中共介绍了酸度计法（第一法）和比色法（第二法）这两种方法，第一法适用于以粮食及其副产品豆饼、麸皮等为原料酿造或配制的酱油、以粮食为原料酿造的酱类和以黄豆、小麦粉为原料酿造的豆酱类食品中氨基酸态氮的测定；第二法适用于以粮食及其副产品豆饼、麸皮等为原料酿造或配制的酱油中氨基酸态氮的测定。

1. 酸度计法

利用氨基酸的两性作用，加入甲醛以固定氨基的碱性，使羧基显示出酸性，用氢氧化钠标准溶液滴定后定量，以酸度计测定终点。

该方法为国家标准方法，快速准确，适用于各类样品游离氨基酸含量的测定。对于浑浊和深色样品可不必经过处理而直接测定。

2. 比色法

在pH为4.8的乙酸钠-乙酸缓冲液中，氨基酸态氮与乙酰丙酮和甲醛反应生成黄色的3,5-二乙酸-2,6-二甲基-1,4二氢化吡啶氨基酸衍生物，在波长400nm处测定吸光度，与标准系列溶液比较定量。

比色法作为一种较新的检测方法，具有操作简便、灵敏、快速、取样量少、适合批量处理等优点。但该方法目前应用不普遍，尤其是在企业中甚少使用。

（四）酸度计的介绍

酸度计又称pH计，是指用来测定溶液酸碱度的仪器，由电极和电计两部分组成（图4-1）。酸度计是一种常见的分析仪器，广泛应用在农业、环保和工业等领域。酸度计分为普通型、精密型和工业型三类，读数值精度最低为0.2，最高为0.001，使用者可根据需要选择不同类型的酸度计。

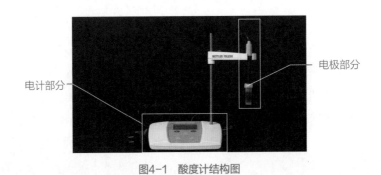

电计部分　　　　电极部分

图4-1　酸度计结构图

1. 酸度计的工作原理

酸度计根据电极与参比电极组成的工作电池在溶液中测得的电位差，利用待测溶液的pH与工作电池的电势大小之间的线性关系，通过电流计转换成pH单位数值实现测定。电极间的电位与溶液的pH符合能斯特方程：

$$E = E - 0.0591\text{pH} \ (25℃)$$

即在25℃时，每相差一个pH单位，产生59.1mV的电位，从而可通过对工作电位的测定，在酸度计上直接读出被测溶液的pH。

2. 电极分类

（1）指示电极　对溶液中氢离子活度有响应，电极电位随之而变化的电极称为pH指示电极或pH测量电极。pH指示电极有氢电极、锑电极和玻璃电极等几种，但最常用的是玻璃电极（图4-2）。

玻璃电极是由玻璃支杆和由特殊成分组成的对氢离子敏感的玻璃膜组成，厚度在0.1～0.2mm，电阻值<250MΩ（25℃）。玻璃膜一般呈球泡状，球泡内充入内参比溶液，插入内参比电极（一般用银/氯化银电极），用电极帽封接引出电线，装上插口，就成为一支pH指示电极。玻璃膜对氢离子具有敏感性，当将其浸

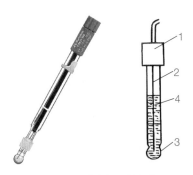

图4-2　玻璃电极及结构图
1—绝缘套　2—银/氯化银电极
3—玻璃膜　4—内部缓冲液

入被测溶液时，被测溶液中的氢离子与玻璃膜外的水化层离子交换，改变了两相界面的电荷分布。由于膜内侧氢离子活度不变，而膜外侧氢离子活度在变化，故在玻璃膜内侧产生了电位差，电位差随被测溶液的pH变化而变化。市场销售的最常用的pH指示电极是231玻璃pH电极。单独一支pH指示电极是无法进行测量的，它必须和参比电极一起使用才能进行测量。

（2）参比电极　对溶液中氢离子活度无响应，具有已知和恒定的电极电位的电极称为参比电极。参比电极有硫酸亚汞电极、甘汞电极和银/氯化银电极等几种，最常用的是甘汞电极和银/氯化银电极。参比电极在测量电池中的作用是提供并保持一个固定的参比电势，因此对参比电极的要求是电势稳定，电位重现性好，温度系数小，有电流通过时极化电势小。

甘汞电极由两个玻璃套管组成（图4-3）。内套管上部为汞（Hg），上面插入铂丝，汞的下方充满汞（Hg）和甘汞（Hg_2Cl_2）的糊状物。外套管内装入KCl饱和溶液，溶液从管上端的一个侧口加入，管口平时用小橡皮塞封好，使用时把小橡皮塞拔下，以维持管内足够的液位压差。电极的下端与待测溶液的接触处熔接陶瓷芯或玻璃砂芯等多孔物质，但被测溶液不能向管内渗漏。市场销售的常用的参比电极为232参比电极。

（3）复合电极　将pH玻璃电极和参比电极组合在一起的电极就称为pH复合电极（图4-4）。外壳为塑料的就称为塑壳pH复合电极。外壳为玻璃的就称为玻璃pH复合电极。

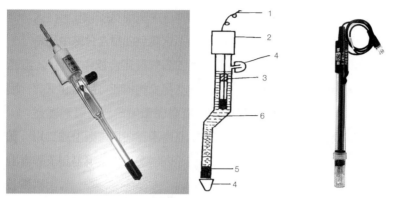

图4-3　甘汞电极及其结构图
1—导线　2—绝缘体　3—内部电极　4—橡皮帽
5—多孔物质　6—KCl溶液

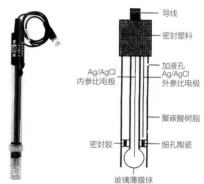

图4-4　pH复合电极及结构图

pH复合电极的最大优点是使用方便。pH复合电极的结构主要由电极球泡、玻璃支持杆、内参比电极、内参比溶液、外壳、外参比电极、外参比溶液、液接界、电极帽、电极导线、插口等组成。

3. 酸度计的使用

以mettler toledo fe20为例，使用方法如下。

（1）仪器安装　应装上电极杆及电极夹，并按需要位置紧固。然后装上电极，支好仪器背部的支架。

（2）打开/关闭仪表　长按"开/关"键3s可以打开/关闭仪表。

（3）校准设置　选定所需温度，如果电极内置温度探头，可按"读数"键进行下一步设置。接着选定所需缓冲液组，确认设置。内置的缓冲液组如表4-5所示。

表4-5　仪器在25℃下的内置缓冲液组

缓冲液组	标准缓冲液pH				
B1	1.68	4.01	7.00	10.01	
B2	2.00	4.01	7.00	9.21	11.00
B3	1.68	4.00	6.86	9.18	12.46
B4	1.68	4.01	6.86	9.18	

其中，B2缓冲液组为出厂设定。

由于电极自带温度探头和温度补偿程序，无需手动校正温度。酸度计将自动用表4-6中列出的值校准设定温度。

表4-6 缓冲液组2（参比温度25℃）的仪器自动校准设定温度

温度/℃	pH				
5	2.02	4.01	7.09	9.45	11.72
10	2.01	4.00	7.06	9.38	11.54
15	2.00	4.00	7.04	9.32	11.36
20	2.00	4.00	7.02	9.26	11.18
25	2.00	4.01	7.00	9.21	11.00
30	1.99	4.01	6.99	9.16	10.82
35	1.99	4.02	6.98	9.11	10.64
40	1.98	4.03	6.97	9.06	10.46

（4）校准 酸度计在使用之前需要用pH标准缓冲溶液进行校准，一般情况下，仪器在连续使用时，每天需要校准一次。

酸度计校准分为一点校准法、两点校准法和三点校准法。较常用的为两点校准法，即用两种缓冲溶液对酸度计进行校准。校准时，一般第一种溶液用pH为7.00的缓冲溶液，第二种溶液用接近被测溶液pH的缓冲溶液，如被测溶液为酸性时，缓冲溶液应选pH为4.01；如被测溶液为碱性时，则选pH为9.21的缓冲溶液。

（5）pH的测量 经过pH标定后的仪器，取出电极用去离子水冲洗干净并用滤纸吸干。启动磁力搅拌器使溶液搅拌均匀，把电极插入待测溶液中进行测量。

测量完毕，取出电极清洗干净放回盒内，整理好酸度计。

4．酸度计的日常维护

（1）酸度计应放在干燥、无酸碱腐蚀气体的环境中。使用前，检查玻璃电极前端的球泡。正常情况下，电极应该透明而无裂纹；球泡内要充满溶液，不能有气泡存在。

（2）第一次使用的电极或长期停用的电极，在使用前必须在3mol/L氯化钾溶液中浸泡24h。

（3）取下电极套后，应避免电极的敏感玻璃泡与硬物接触，因为任何破损或擦毛都会使电极失效。

（4）电极在测量前必须用已知pH的标准缓冲溶液进行定位校准，其值越接近被测值越精准。

（5）每次校准、测量后进行下一次操作前，应该用蒸馏水或去离子水充分清洗电极，再用待测液清洗一次电极。

（6）测量后，及时将电极保护套套上，电极套内应放少量外参比补充液以保持电极球泡的湿润。复合电极的外参比补充液为3mol/L氯化钾溶液，补充液可以从电极上端小孔加入，不使用时，盖上橡皮套，防止补充液干涸。

（7）电极应避免长期浸在去离子水中。

三、问题探究

1. 酱油中氨基酸态氮的检测方法主要有哪些？

酱油中氨基酸态氮的检测方法主要有酸度计法、比色法。

2. 测酱油时，加入甲醛溶液的作用是什么？

氨基酸有氨基及羧基两性基团，它们相互作用形成中性内盐，利用氨基酸的两性作用，加入甲醛以固定氨基的碱性，使羧基显示出酸性，用氢氧化钠标准溶液滴定后定量，根据酸度计指示pH，控制终点。

四、预习与讨论

阅读学习相关资源，归纳酱油中氨基酸态氮含量检测的相关知识；完成老师发布的预习小测验等相关预习任务，手机扫码完成预习测试。

酱油中氨基酸
态氮含量的
检测预习测试

> 🔔 **提示**
>
> 在整个任务实施过程中遵守实验室用水、用电安全操作指南及实验室各项规章制度和玻璃器皿的安全使用规范。除非另有说明，本任务所用试剂均为分析纯，水为GB/T 6682—2008《分析实验室用水规格和试验方法》规定的三级水。

👆 任务实施

一、实验准备

1. 仪器与设备

配图	仪器与设备	说明
	酸度计	（1）使用过程中应避免电极敏感的玻璃泡与硬物接触； （2）测量后，及时将电极保护套套上，电极套内应放少量外参比补充液以保持电极球泡的湿润
	磁力搅拌器	（1）往容器中盛放溶液时，请勿过满； （2）使用前确保调速旋钮归零，调速时应由低速逐步调至高速； （3）搅拌时如果发现搅拌子跳动或不搅拌，需要检查一下烧杯是否平稳，位置是否平正，转速是否合适

配图	仪器与设备	说明
	25mL碱式滴定管、吸量管、100mL容量瓶、烧杯等	—
	防护镜	—

2. 试剂及配制

试剂名称及配图	配制方法	说明
36%~38% 甲醛溶液	直接购买	甲醛溶液要避光，9℃以上密闭保存
0.05mol/L 氢氧化钠标准溶液	称取分析纯（AR）氢氧化钠2.0g于1000mL烧杯中，加入新煮沸冷却的蒸馏水溶解并稀释至1000mL	0.05mol/L氢氧化钠标准溶液，使用前用邻苯二甲酸氢钾标定准确浓度
pH7.00 缓冲液 pH9.21 缓冲液	直接购买	一般可使用2~3个月，如有浑浊、发霉或沉淀等现象，则不能继续使用

3. 检测样品

配图	样品名称	说明
	样品：市售酿造酱油	本任务选用市售的酿造酱油为实验样品

二、实施操作

1. 酸度计标定

配图	操作步骤	操作说明
	打开仪器电源开关	—
	校准设置：当前预置缓冲液组闪烁，使用"△"或"▽"键来选择缓冲液组，按"读数"键确认选择	选择B2组缓冲液组
	用去离子水清洗电极并用洁净的滤纸吸干电极上的水珠	小心不要碰破玻璃电极

配图	操作步骤	操作说明
	两点校准：将电极放入pH7.00的缓冲液中，按"校准"键进行校准，校准和测量图标同时显示，信号稳定后，仪表出现"$\sqrt{A}$"表示测量结束	（1）第一次应用pH7.00的溶液进行校准； （2）电极自带温度探头和温度补偿程序，无需手动校正温度； （3）查自动校准设定温度表，缓冲液温度在"21.1℃"时，测得的pH为7.02
	用去离子水清洗电极并用洁净的滤纸吸干电极上的水珠	小心不要碰破玻璃电极
	将电极放入下一个pH9.21的缓冲液中，并按"校准"键开始下一点校准，校准和测量图标同时显示，信号稳定后，仪表出现"$\sqrt{A}$"表示测量结束	如待测的溶液为酸性，应选pH4.01的缓冲溶液；如被测溶液为碱性，则选pH9.21的缓冲溶液
	按"读数"键后，仪表显示斜率和零电位，同时保存校准数据，然后自动退回到测量画面	斜率在90%～100%，零电位在±（0～15）mV表示电极状态优良，酸度计可以正常使用

配图	操作步骤	操作说明
	用去离子水清洗电极后即可对被测溶液进行测量	小心不要碰破玻璃电极

2. 样品处理

配图	操作步骤	操作说明
	吸取5.0mL试样于50mL的烧杯中，用水分数次洗入100mL容量瓶中，加水至刻度，混匀	根据酱油氨基酸含量可适当调节取样量

3. 样品分析

配图	操作步骤	操作说明
	吸取20.0mL混匀后的样品溶液，置于250mL烧杯中，加水60mL	—

配图	操作步骤	操作说明
	开动磁力搅拌器，将酸度计电极插入烧杯中，用0.05mol/L氢氧化钠标准溶液滴定至酸度计指示pH为8.2，记下消耗氢氧化钠标准溶液的体积，以计算总酸含量	（1）电极插入待测溶液时应先调节好磁力搅拌器转速，调整烧杯位置，使转子转动平稳，避免玻璃电极被转子打破； （2）滴定过程注意控制滴定速度，先快后慢，接近滴定终点时，待读数稳定后继续加，避免滴定过量
	在烧杯中加入10.0mL甲醛溶液，混匀	（1）甲醛对人体有毒且有挥发性，需要戴口罩、手套操作； （2）为避免环境污染，在通风橱中完成滴定操作
	再用0.05mol/L氢氧化钠标准溶液滴定，滴定至酸度计指示pH为9.2；记下加入甲醛后滴定消耗的氢氧化钠标准溶液体积	甲醛加入后应立即滴定，不宜放置时间过长，以免甲醛聚合，影响测定结果
	取80mL水代替样品溶液，重复以上操作，做试剂空白实验	测量结束，用去离子水冲洗电极，如继续使用，将电极插入去离子水中

三、记录原始数据

填写检测原始记录表（表4-7）。

表4-7 酱油中氨基酸态氮含量检测的原始记录表

检验依据		检测项目	
仪器名称		仪器型号	
标准溶液名称		标准溶液浓度	
编号	I	II	III
吸取试样的体积（V）/mL			
测定用试样稀释液加入甲醛后消耗氢氧化钠标准溶液的体积（V_1）/mL			
试剂空白实验加入甲醛后消耗氢氧化钠标准溶液的体积（V_2）/mL			
试样稀释液的取用量（V_3）/mL			
试样稀释液的定容体积（V_4）/mL			
氢氧化钠标准溶液的浓度（c）/（mol/L）			
样品中氨基酸态氮的含量（X）/（g/100mL）			
检验员		检验日期	

四、数据处理

1. 计算结果

样品中氨基酸态氮的含量，按下式进行计算。

$$X = \frac{(V_1 - V_2) \times c \times 0.014}{V \times V_3 \times V_4} \times 100$$

式中　X——样品中氨基酸态氮的含量，g/100mL；

V_1——测定用试样稀释液加入甲醛后消耗氢氧化钠标准溶液的体积，mL；

V_2——试剂空白实验加入甲醛后消耗氢氧化钠标准溶液的体积，mL；

V——吸取试样的体积，mL；

V_3——试样稀释液的取用量，mL；

V_4——试样稀释液的定容体积，mL；

c——氢氧化钠标准溶液的浓度，mol/L；

100——单位换算系数；

0.014——与1.00mL氢氧化钠标准溶液相当的氮的质量，g。

计算结果保留两位有效数字；在重复性测定条件下，获得的两次独立测定结果的绝对值不得超过算术平均值的10%。

2．异常点分析

（1）试剂配制是否出现问题。

（2）甲醛是否放置时间过长。

（3）酸度计是否经过校正。

（4）原始记录是否有误。

（5）计算是否有误。

3．填写检验报告单

（1）按照要求正确填写检验报告单，报告要求实事求是，完整、清晰。

（2）根据GB 2717—2018《食品安全国家标准 酱油》中规定的酱油氨基酸态氮含量不小于0.4g/100mL比较，判断单项指标是否合格。

≡ 评价反馈 ≡

"酱油中氨基酸态氮含量的检测"考核评价表

评价方式	考核项目	评价项目	评价要求	评价分数
自我评价10%	实验准备	1. 计算试剂使用量	正确计算（2分）	
		2. 小组协作正确配制实验试剂	正确配制（2分）	
	学习成果	任务目标完成情况	能完成任务目标（6分）	

续表

评价方式	考核项目		评价项目		评价要求	评价分数
学生互评20%	检测原理		能用检测原理解释实验结果		能正确口述检测原理（3分）	
	操作技能	1. 能按照操作规范进行酱油中氨基酸态氮含量的检测		仪器准备	操作正确（1分）	
				氢氧化钠标准溶液的标定	操作正确（2分）	
				选择缓冲液组	操作正确（1分）	
				冲洗电极并擦干	操作正确（1分）	
				酸度计校准	操作正确（2分）	
				斜率和零电位在合适范围	电极状态优良（1分）	
				样品处理	操作正确（1分）	
				测定时，酸度计、滴定管、磁力搅拌器的位置摆放	摆放正确（1分）	
				滴定过程	操作正确（1分）	
				滴定终点判断、读数	操作正确（2分）	
		2. 能对检验数据进行记录、处理，对结果进行判断			正确记录原始数据（1分）	
					正确书写计算过程（1分）	
					结果保留两位有效数字（2分）	
教师学业评价70%	课前	方法能力	课前学习		课前能独立通过网络学习资源库获取酱油中氨基酸态氮含量的检测方法，并归纳检测要点（5分）	
	课中	知识素质	相关知识		1. 能写出本任务实验检测依据及方法（2分）	
					2. 能写出酱油中氨基酸态氮含量的检测原理（2分）	
					3. 能写出酸度计的校准方法（2分）	
					4. 能写出酸度计使用的注意事项（2分）	
					5. 能写出操作过程中的思考题（2分）	
		实操能力	实验操作		1. 能写出工作流程（5分）	
					2. 能通过观看微课，完成酱油中氨基酸态氮含量的检测流程图（5分）	

续表

评价方式	考核项目		评价项目	评价要求	评价分数
教师学业评价70%	课中	实操能力	实验操作	实验相关器材准备（2分）	
				实验试剂配制（2分）	
			3. 能按照操作规范进行酱油中氨基酸态氮含量的检测（20分）	氢氧化钠标准溶液的标定（2分）	
				样品处理（3分）	
				酸度计的使用（4分）	
				碱式滴定管的使用（3分）	
				滴定终点判断、读数（4分）	
			4. 能对检验结果进行记录（10分）	正确记录原始数据（5分）	
				正确书写计算过程（5分）	
			5. 能正确判断酱油质量（5分）		
			6. 结果记录真实，字迹工整，报告规范（5分）		
	课后	方法能力	任务拓展	完成豆瓣酱中氨基酸态氮含量的检测方案设计，绘制相关操作流程或录制检测视频（5分）	
总分					

注：每个评分项目里一旦出现安全问题则计为0分。

● 学习心得

● **拓展训练**

　◇ 完成豆瓣酱中氨基酸态氮含量的检测方案设计，绘制相关操作流程或录制
　　检测视频。（提示：可利用互联网、国家标准、微课等。）

📝 **巩固反馈**

1. 填空题

　利用氨基酸的（　　），加入（　　）以固定氨基的碱性，使羧基显示出酸性，用
（　　）滴定后定量，以酸度计测定终点。

2. 简述酸度计的工作原理。

3. 简述酱油中氨基酸态氮含量的检测操作流程。

4. 课后总结所学内容，与老师和同学进行交流讨论并完成本任务的教学反馈。

● **拓展任务**

　请扫二维码，获得比色法测定酱油中氨基酸态氮的任务内容。

比色法测定酱油
中氨基酸态氮

项目五 食品中灰分和矿物质含量的检测

任务一　面粉中总灰分含量的检测

学习目标

知识目标	1.	能说出检测食品中灰分的意义。
	2.	能说出食品中总灰分检测的操作要点。
	3.	能复述面粉中总灰分含量的检测流程。
技能目标	1.	能正确进行坩埚的准备。
	2.	能够熟练进行样品炭化和灰化操作。
	3.	能准确进行数据记录与处理，并正确评价食品中灰分含量是否符合标准。
素养目标	1.	能严格遵守实验现场8S管理规范。
	2.	明确溶剂回收在生产和环境保护中的重要意义，增强环保意识。
	3.	具有社会主义核心价值观；形成求实的科学态度、严谨的工作作风，领会工匠精神；不断增强团队合作精神和集体荣誉感。

● 任务描述

　　食品的灰分含量是一项重要的质量指标，是控制食品质量的重要依据。面粉中灰分检测是面粉常规检测的主要指标，在面粉加工中，常以总灰分含量来评定面粉等级。小麦麸皮的灰分含量比胚乳高20倍左右，因此，面粉的加工精度越高，灰分的含量会越低。一般面粉厂24h连续生产，灰分检测随生产进行，目的在于及时指导生产工艺。另外，如果在原料中添加了不合要求的食品添加剂，则面粉的灰分含量会不符合正常值。如果灰分含量超过了正常范围，则为不合格产品。

　　面粉中总灰分含量的检测方法依据 GB 5009.4—2016《食品安全国家标准　食品中灰分的测定》中总灰分测定法，将按照以下环节完成任务。

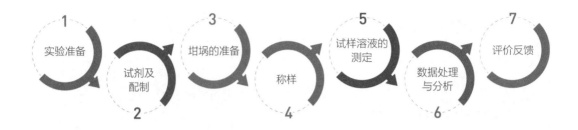

任务要求

1. 独立完成面粉中总灰分含量的检测。
2. 学会判断面粉中总灰分含量是否合格。

知识导学

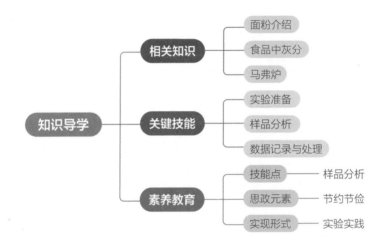

知识链接

一、资源链接

通过网络资源获取GB 5009.4—2016《食品安全国家标准 食品中灰分的测定》、JJG 196—2006《常用玻璃量器检定规程》、GB/T 602—2002《化学试剂 杂质测定用标准溶液的制备》、GB/T 603—2023《化学试剂 试验方法中所用制剂及制品的制备》、GB/T 8170—2008《数值修约规则与极限数值的表示和判定》等相关资料。

通过手机扫码获取面粉中总灰分含量的检测微课。

面粉中总灰分
含量的检测微课

二、相关知识

（一）面粉介绍

面粉也称为小麦粉，是一种由小麦磨成的粉状物，可制作面包、馒头、饼干、面条等品种繁多的食物，是中国北方大部分地区的主食（图5-1）。按面粉中蛋白质含量的多少，可以分为高筋面粉、中筋面粉、低筋面粉及无筋面粉。小麦是现今世界上最重要的粮食作物之一，在中国已有四千年种植历史，小麦从播种到成熟需要230余天。古诗"谁知盘中餐，粒粒皆辛苦"，告诉我们粮食来之不易，每一粒粮食都是农民的心血，所以，我们要学会勤俭节约，不要浪费宝贵的粮食资源。

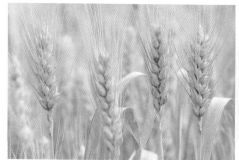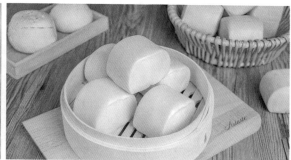

图5-1　小麦、馒头

（二）食品中的灰分

1. 灰分的定义

食品的组成十分复杂，除含有大量有机物质外，还含有丰富的无机成分。食品经高温灼烧，会发生一系列的物理和化学变化，有机成分挥发逸散，而无机成分（主要是无机盐和氧化物）则残留下来，这些残留物（主要是食品中的矿物盐或无机盐类）称为灰分。因不同食品的组成不同，灼烧条件不同，残留物也各不相同。灰分不完全或不确切地代表无机物的总量，因此我们通常把食品经过高温灼烧后的残留物称为总灰分（粗灰分）。

总灰分按溶解性又可分为水溶性灰分、水不溶性灰分和酸不溶性灰分。其中水溶性灰分反映的是可溶性的钾、钠、钙、镁等金属氧化物和盐类含量。水不溶性灰分大部分为铁、铝等元素的氧化物及碱土金属的碱式磷酸盐含量以及由于污染混入产品的泥沙等物质。酸不溶性灰分大部分也来自环境污染混入产品中的泥沙，另外还包括食品组织中的微量氧化硅。

2. 测定方法及原理

食品中灰分含量的检测方法参考GB 5009.4—2016《食品安全国家标准　食品中灰分的测定》，标准中对含磷量较高的豆类及其制品、肉禽及其制品、蛋及其制品、水产及其制品、乳及乳制品、淀粉类食品及其他食品中总灰分的检测分别作了介绍。

检测原理：把一定量的检测样品经炭化后放入高温炉内灼烧，使有机物质被氧化分解，以二氧化碳、氮的氧化物及水等形式逸出，而无机物质以硫酸盐、磷酸盐、碳酸盐、氯化物等无机盐和金属氧化物的形式残留下来，这些残留物即灰分，灰分数值系灼烧、称重后计算得出。

3. 测定灰分的意义

灰分代表了食品中的矿物盐或无机盐类，无机盐是食品的营养要素之一，是人类生命活动中不可缺少的物质，灰分含量是评价某食品营养价值的一项重要指标，测定灰分具有十分重要的意义。

不同食品因所用原料、加工方法和测定条件不同，其灰分的组成和含量也不相同。当这些条件确定后，某种食品的灰分通常应在一定范围内，如果灰分含量超过了正常范围，说明食品生产过程中，使用了不合乎标准的原料或食品添加剂，或说明该食品生产工艺粗糙，在生产、加工或贮运过程中混入了泥沙或受到了污染。因此，灰分指标可以评定食品是否被污染，判断食品是否存在掺假等。故测定总灰分含量，在评价食品品质方面有其重要意义。

（三）马弗炉

1. 马弗炉的结构

马弗炉是英文"muffle furnace"翻译过来的名称，如图5-2所示。马弗炉是一种通用的加热设备，依据外观形状可分为箱式炉、管式炉和坩埚炉。

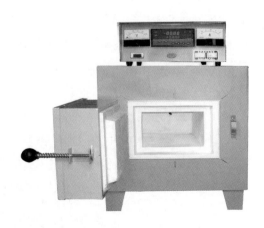

图5-2　马弗炉

马弗炉一般由炉膛、自动温度控制器和热电耦组成，由耐高温而无胀缩破裂的氧化硅结合体制成。炉膛的周围包有耐火砖、耐火土、石棉板等，外壳包有带角铁的骨架和铁皮。炉膛内外壁之间有空槽（电阻丝串在空槽中），炉膛四周有电阻丝，通电后，整个炉膛周围被均匀加热而产生高温。炉门是用耐火砖制成，中间开一小孔，嵌一块透明的云母片，以观察炉内的升温情况。炉内用温度控制器控温，一般到达预订温度后开始计算灼烧时间。

2. 马弗炉的使用注意事项

（1）当马弗炉第一次使用或长期停用后再次使用时，应在200~600℃条件下，烘4h左右。

（2）使用时，炉温最高不得超过额定温度，以免烧毁电热元件，为了延长炉丝的使用寿命，最好在低于最高温度50℃以下工作。

（3）工作环境要求无导电尘埃、爆炸性气体、易燃物品和腐蚀性气体。

（4）为确保安全，根据要求必须加装地线并良好接地。

（5）使用时炉门要轻开轻关，防止损坏机件。

（6）炉膛内取放物品时，必须戴防护手套，且用相应的工具（如长柄坩埚钳），以免烤伤或烫伤，同时注意要先切断电源降温后再轻轻取放物品。

（7）为延长使用寿命和确保安全，在设备使用结束之后应及时取出样品，退出加热，关闭电源，并保持炉膛清洁。

三、问题探究

1. 样品在高温灼烧前，为什么要先炭化至无烟？

样品在高温灼烧前先炭化至无烟，可以防止在灼烧时因温度高，试样中的水分急剧蒸发使试样飞扬；防止糖、蛋白质、淀粉等易发泡膨胀的物质在高温下发泡膨胀而溢出坩埚；直接灼烧时碳粒易被包住，使灰化不完全。

2. 食品中灰分测定的误差有哪些？

食品中灰分测定的误差主要包括：系统误差；样品处理时炭化不彻底；灼烧过程中对于含糖分、淀粉、蛋白质较高的样品发泡溢出造成的样品流失；温度过高造成易挥发物质流失等。

四、预习与讨论

阅读学习相关资源，归纳面粉中灰分测定的相关知识；完成老师发布的预习小测验等相关预习任务，手机扫码完成预习测试。

面粉中总灰分
含量的检测
预习测试

提示

在整个任务实施过程中遵守实验室用水、用电安全操作指南及实验室各项规章制度和玻璃器皿的安全使用规范。本任务所用试剂均为分析纯，水为GB/T 6682—2008《分析实验用水规格和试验方法》规定的三级水。

任务实施

一、实验准备

1. 仪器与设备

配图	仪器与设备	说明
	电子天平，感量为0.1mg	称量完毕后，及时取出被称物品，并保持天平清洁
	马弗炉（高温炉）	最高温度≥950℃
	电热板或电炉	—
	干燥器	干燥器内要装有干燥剂
	坩埚、坩埚钳、烧杯等	—

2. 试剂及配制

试剂名称及配图	配制方法	说明
1：4盐酸溶液 	首先用量筒量取4体积水，加入烧杯中；然后用量筒量取1体积浓盐酸，缓慢加入同一烧杯中	（1）佩戴橡胶手套、戴好防护面具及防护口罩、系好袖口和衣领扣； （2）在现场必须准备好清水，以备盐酸溅到身上及时使用清水进行清洗； （3）实验操作应轻缓
0.5%三氯化铁溶液和等量蓝墨水的混合液 	0.5%三氯化铁溶液与等量蓝墨水溶液混匀后即可	—

3. 检验样品

配图	样品名称	说明
	样品：市售面粉	本任务选用市售的面粉为实验样品

二、实施操作

1. 坩埚的准备

配图	操作步骤	操作说明
	洗涤：将坩埚用1：4盐酸溶液煮1~2h，再用大量自来水洗涤，最后用蒸馏水冲洗，晾干	—

配图	操作步骤	操作说明
	坩埚做标记：用0.5%三氯化铁溶液和等量蓝墨水的混合液在坩埚外壁及盖上写上编号，晾干	—
	灼烧：将晾干的坩埚置于高温炉内，在550℃±25℃下灼烧30min，移至炉口冷却到200℃左右后，再移入干燥器中	把坩埚放入马弗炉或从炉中取出时，要在炉口停留片刻，使坩埚预热或冷却，防止因温度剧变而使坩埚破裂
	冷却：在干燥器内冷却至室温	—
	称量：冷却至室温后，准确称量；再放入高温炉内灼烧30min，取出后冷却称重，直至恒重	精确至0.0001g，两次称量之差不超过5mg

2. 称样

配图	操作步骤	操作说明
	迅速称取样品2~10g于坩埚中，精确至0.0001g	将样品均匀分布在坩埚内，不要压紧

3. 测定

配图	操作步骤	操作说明
	炭化：将坩埚置于电热板或电炉上，半盖坩埚盖，小心加热使样品在通气情况下完全炭化至无烟	（1）小火炭化至无烟后，大火继续炭化； （2）炭化后及时关闭电炉
	灰化：将炭后的试样即刻放入高温炉内，将温度升高至900℃±25℃，保持此温度直至剩余的碳全部消失为止，冷却至200℃左右，取出	（1）一般1h可灰化完毕； （2）把坩埚放入马弗炉或从炉中取出时，要在炉口停留片刻，使坩埚预热或冷却，防止因温度剧变而使坩埚破裂； （3）小心打开炉门，避免样品损失
	冷却：放入干燥器中冷却30min	—
	称量：重复灼烧至前后两次称量相差不超过0.5mg为恒重	称量前如发现灼烧残渣有炭粒时，应向试样中滴入少许水湿润，使结块松散，蒸干水分再次灼烧至无炭粒即表示灰化完全，方可称量

三、记录原始数据

在表5-1中记录原始数据。

表5-1　淀粉中灰分含量的检测原始数据记录表

项目	样品编号		
	Ⅰ	Ⅱ	Ⅲ
坩埚的质量/g			
坩埚和样品的质量/g			
坩埚和灰分的质量/g			
灰分含量/%			
检验员		检验日期	

四、数据处理

1. 计算结果

试样中灰分含量按下式进行计算。

$$X_1 = \frac{m_1 - m_2}{m_3 - m_2} \times 100$$

式中　X_1——试样中灰分的含量，g/100g；

　　　m_1——坩埚和灰分的质量，g；

　　　m_2——坩埚的质量，g；

　　　m_3——坩埚和样品的质量，g。

试样中灰分含量≥10g/100g时，保留三位有效数字；试样中灰分含量＜10g/100g时，保留两位有效数字。

在重复性条件下获得的两次独立测定结果的绝对差值不得超过算术平均值的5%。

2. 异常点分析

（1）马弗炉温控是否出现异常。

（2）炭化不充分，可能出现飞溅。

（3）若坩埚没有进行预处理，坩埚被高温烘烤，其内部水分被除去，使得坩埚的质量比灰化前减轻，因此测得的灰分含量会较小。

（4）原始数据记录是否有误。

（5）计算是否有错误。

═ 评价反馈 ═

"面粉中总灰分含量的检测"考核评价表

评价方式	考核项目	评价项目		评价要求	评价分数
自我评价10%	实验准备	1. 计算试剂使用量		正确计算（2分）	
		2. 小组协作正确配制实验试剂		正确配制（2分）	
	学习成果	任务目标完成情况		能完成任务目标（6分）	
学生互评20%	检测原理	能用检测原理解释实验结果		正确口述检测原理（3分）	
	操作技能	1. 能按照操作规范进行面粉中总灰分含量的检测	坩埚预处理	操作正确（2分）	
			样品称量	称量正确（2分）	

续表

评价方式	考核项目	评价项目		评价要求	评价分数
学生互评20%	操作技能	1. 能按照操作规范进行面粉中总灰分含量的检测	干燥器的使用	操作正确（2分）	
			炭化	操作正确（2分）	
			灰化	操作正确（2分）	
			恒重操作	操作正确（2分）	
			读数	三洗完整（2分）	
		2. 能对检验数据进行记录、处理，对结果进行判断		正确记录原始数据（1分）	
				正确书写计算过程（1分）	
				结果保留三位有效数字（1分）	
教师学业评价70%	课前	方法能力	课前学习	课前能独立通过网络学习资源库获取面粉中总灰分检测的标准，并归纳检测要点（5分）	
	课中	知识素质	相关知识	1. 能正确写出本任务实验检测依据及方法（2分）	
				2. 能正确写出高温炉和干燥器的使用方法（2分）	
				3. 能正确写出总灰分的检测原理（2分）	
				4. 能正确写出马弗炉使用的注意事项（2分）	
				5. 能正确写出操作过程中的思考题（2分）	
		实操能力	实验操作	1. 能正确写出工作流程（5分）	
				2. 能通过观看微课，完成面粉中总灰分含量的检测流程图绘制（5分）	
				3. 能按照操作规范进行面粉中灰分含量的检测（20分）	准备实验相关器材（2分）	
					配制实验试剂（2分）	
					坩埚的预处理（3分）	
					称量操作（3分）	
					干燥器的使用（3分）	
					炭化（2分）	
					灰化（3分）	
					恒重操作（2分）	
				4. 能对检验结果进行记录和数据处理（10分）	正确记录原始数据（4分）	
					正确书写计算过程（6分）	
				5. 能正确计算面粉中灰分含量，并正确选择计算公式（2分）		
				6. 结果保留三位有效数字（3分）		
				7. 结果记录真实，字迹工整，报告规范（5分）		
	课后	方法能力	任务拓展	完成麦片中总灰分含量的检测方案设计，绘制相关操作流程或录制检测视频（5分）	
			总分		

注：如发生安全事故或故意毁坏仪器设备等情况，本次任务计为0分。

■ 学习心得

■ 拓展训练

> ◇ 完成麦片中总灰分含量的检测方案设计，绘制相关操作流程或录制检测视频。（提示：可利用互联网、国家标准、微课等。）

巩固反馈

1. 选择题

（1）灰分是表示（　　）的一项指标。

    A. 无机成分总量　　　　B. 有机成分总量

    C. 污染的泥沙和铁、铝等氧化物的总量

（2）样品灰化完全后，灰分应呈（　　）。

    A. 白色或浅灰色　　　　B. 白色带黑色炭粒　　　　C. 黑色

2. 试述灰分测定时炭化的目的。

3. 课后总结所学内容，与老师和同学进行交流讨论并完成本任务的教学反馈。

任务二　香辛料中酸不溶性灰分含量的检测

学习目标

知识目标	1. 能说出酸不溶性灰分含量的检测在食品卫生检验中的意义。 2. 能正确表达香辛料中酸不溶性灰分含量的检测原理。 3. 能正确阐述香辛料中酸不溶性灰分含量的检测流程。
技能目标	1. 能正确查找相关资料获取检测方法。 2. 能够独立进行香辛料中酸不溶性灰分含量的检测。 3. 能正确书写酸不溶性灰分检测的结果与报告。
素养目标	1. 能在样品分析的过程中，注重理论与实践的紧密结合，培养运用知识解决问题的能力。 2. 能在检测结果记录过程中，实事求是，坚定职业理想，恪守职业道德，增强食品安全的岗位责任意识。 3. 能按现场8S及相关管理标准规范化操作，培养科学素质，提高工作效率。

● 任务描述

香辛料是一类天然植物制品，经常被用作食品生产的辅料，具有强烈的呈味、呈香作用，不仅能促进食欲、改善食品风味，还有抗氧化和抑菌防腐的作用。酸不溶性灰分可以反映污染的泥沙及机械物和食品中原来存在的微量SiO_2的含量。因此，检测香辛料中酸不溶性灰分既可以判断食品受污染的程度，又可以作为评价食品的质量指标。本任务依据GB 5009.4—2016《食品安全国家标准　食品中灰分的测定》进行检验，将按照以下环节完成。

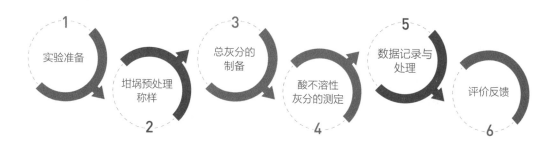

1 实验准备　2 坩埚预处理称样　3 总灰分的制备　4 酸不溶性灰分的测定　5 数据记录与处理　6 评价反馈

● 任务要求

1. 独立完成香辛料中酸不溶性灰分含量的检测任务。
2. 学会酸不溶性灰分含量的计算。

● 知识导学

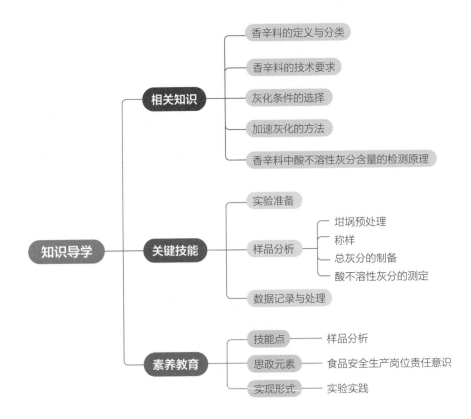

📑 知识链接

一、资源链接

通过网络资源获取GB 5009.4—2016《食品安全国家标准　食品中灰分的测定》、GB/T 15691—2008《香辛料调味品通用技术条件》、GB/T 21725—2017《天然香辛料　分类》及JJG 196—2006《常用玻璃量器检定规程》、GB/T 602—2023《化学试剂　杂质测定用标准溶液的制备》、GB/T 603—2023《化学试剂　试验方法中所用制剂及制品的制备》、GB/T 8170—2008《数值修约规则与极限数值的表示和判定》等相关资料。

二、相关知识

（一）香辛料的定义与分类

1. 定义

香辛料是指一类具有芳香和辛香等典型风味的天然植物性制品，或从植物（花、叶、茎、根、果实或整植株等）中提取的某些香精油。它一方面可以作为食品生产的辅料，起到增香调味的作用，另一方面它也具有很强的抗氧化活性和抑菌防腐的作用。

2. 分类

根据香辛料的呈味特征可将其分为浓香型天然香辛料（例如丁香、八角茴香、桂皮、百里香、芫荽等）、辛辣型天然香辛料（例如大蒜、葱、胡椒、花椒等）、淡香型天然香辛料（例如月桂叶、甘草、豆蔻等）三大类。

（二）香辛料的技术要求

香辛料除了应具有产品应有的色泽、气味和滋味，其理化指标也应符合表5-2的要求。

表5-2　香辛料的理化指标

项目	指标	检验方法
筛上残留量/（g/100g）	≤2.5	GB/T 15691—2008
水分/%	≤14	GB 5009.3—2016
总灰分/%	≤10	GB 5009.4—2016
酸不溶性灰分/%	≤5	GB 5009.4—2016

注：颗粒状产品的磨碎细度不作规定。

（三）灰化条件的选择

1. 灰化容器

坩埚是实验室中使用的一种杯状器皿，用来对固体进行高温加热，常作为灰化容器。坩埚的种类和使用注意事项见表5-3。

表5-3　坩埚的种类和使用注意事项

种类	使用注意事项
瓷坩埚	（1）可耐热1200℃左右； （2）适用于$K_2S_2O_7$等酸性物质熔融样品； （3）一般不能用于以NaOH、Na_2O_2、Na_2CO_3等碱性物质作熔剂熔融，以免腐蚀瓷坩埚； （4）瓷坩埚不能和HF接触； （5）瓷坩埚一般可用稀HCl煮沸洗涤

续表

种类	使用注意事项
铁坩埚 	（1）铁坩埚在使用前需要进行钝化处理； （2）清洗铁坩埚用冷的稀HCl即可； （3）在熔融NaOH等强碱性物质时会用到铁坩埚，但因易生锈和氧化等问题，使用并不广泛，仍然以不活泼金属坩埚为主
石英坩埚 	（1）石英坩埚可在1650℃以下使用，分透明和不透明两种； （2）石英坩埚纯度高、耐温性强、尺寸大、精度高、保温性好、节约能源、质量稳定； （3）石英坩埚不能和HF接触，高温时，极易和苛性碱及碱金属的碳酸盐反应； （4）石英坩埚适于用$K_2S_2O_7$、$KHSO_4$作熔剂熔融样品和用$Na_2S_2O_7$（先在212℃烘干）作熔剂处理样品； （5）石英质脆，易破，使用时要注意
刚玉坩埚 	（1）刚玉坩埚是由多孔熔融氧化铝组成，质坚而耐熔； （2）刚玉坩埚适于用一些弱碱性物质作熔剂熔融样品，不适于用Na_2O_2、NaOH等强碱性物质和酸性物质作熔剂（如$K_2S_2O_7$等）熔融样品
石墨坩埚 	（1）热导性和耐高温性良好，在高温使用过程中，热膨胀系数小，对急热、急冷具有一定抗应变性能； （2）对酸、碱性溶液的抗腐蚀性较强，具有优良的化学稳定性； （3）石墨坩埚应注意防潮
镍坩埚 	（1）用镍坩埚熔样温度不宜超过700℃； （2）镍坩埚适用于NaOH、Na_2O_2、Na_2CO_3以及含有KNO_3的碱性熔剂熔融样品，不能用$KHSO_4$、$NaHSO_4$、$K_2S_2O_7$或$Na_2S_2O_7$以及含硫的碱性硫化物熔剂熔融样品； （3）熔融态的Al、Zn、Pb、Sn、Hg等金属盐，都能使镍坩埚变脆，镍坩埚不能用于沉淀的灼烧，硼砂也不能在镍坩埚中熔融； （4）镍坩埚中常含有微量的铬，使用时应该注意； （5）新的镍坩埚应先在马弗炉中灼烧成蓝紫色，以除去表面的油污，然后用1∶20（体积比）盐酸煮沸片刻，再用水冲洗干净

续表

种类	使用注意事项
银坩埚	（1）银坩埚不耐KOH或NaOH的侵蚀，在熔融状态下仅在接近空气的边缘略起作用； （2）银坩埚不能在火上直接加热，银加热后表面生成一层Ag_2O，Ag_2O在高温下不稳定，在200℃以下稳定； （3）银易与硫作用生成Ag_2S，不可在银坩埚中分解和灼烧含硫的物质，不许使用碱性硫化熔剂。 （4）熔融状态时，Al、Zn、Pb、Hg等金属盐都能使银坩埚变脆； （5）银坩埚不可用于熔融硼砂，浸取熔融物时不可使用酸，特别是不可接触浓酸，银坩埚的质量经灼烧会变化，故不适于沉淀的称量
铂坩埚	（1）铂坩埚熔点为1773.5℃，使用温度最高不可超过1200℃，不能在明火上直接加热； （2）铂坩埚稳定性和导热良好，耐碱，耐HF，吸湿性小且非常纯净，但是价格极其昂贵，使用不当还会腐蚀或者发脆； （3）取用坩埚时勿太用力，以免变形或致凹凸，切不可用玻璃棒尖头取坩埚内物质； （4）含有重金属，如Pb、Bi、Sn、As、Ag、Hg、Cu等的样品、化合物不可在铂坩埚内灼烧和加热； （5）高温加热不可与其他任何金属接触，放进高温炉时要注意不要碰到电隅； （6）在铂坩埚内不得处理卤素、氧化剂、$FeCl_3$等； （7）铂坩埚必须保持清洁，内外应光亮

2. 取样量

取样量根据试样种类和性质进行选择，一般控制灼烧后灰分为10～100mg。灰分＞10g/100g的试样称取2～3g；灰分＜10g/100g的试样称取3～10g。不同样品的取样量如表5-4所示。

表5-4　不同样品灰分检测的取样量

样品种类	取样量
麦乳精、大豆粉、调味料、鱼类及海产品等	1～2g
谷类及其制品、糕点、牛乳等	3～5g
果酱、果冻、脱水水果	约10g
果汁、鲜果或水果罐头	约20g
糖及糖制品、淀粉及制品、蜂蜜、奶油、肉制品	5～10g
油脂	50g

3. 灰化温度

灰化温度的高低对灰分测定结果影响很大。由于各种食品中无机成分的组成、性质及含量各不相同，灰化温度也应有所不同。一般灰化温度为525～600℃。

灰化温度太高，将引起K、Na、Cl等元素的挥发损失，而且磷酸盐、硅酸盐也会熔融，将炭粒包藏起来，使炭粒无法氧化。灰化温度太低，则灰化速度慢，时间长，不易灰化完全，也不利于除去过剩的碱（碱性食物）吸收的CO_2。因此，必须根据食品的种类、性状及各方面因素，选择合适的灰化温度，在保证灰化完全的前提下，尽可能减少无机成分的挥发损失并缩短灰化时间。加热速度不可太快，防止急剧升温时灼热物的局部产生大量气体，造成微粒因爆燃而飞失。

4. 灰化时间

灰化时长一般以试样灼烧至灰分为白色或浅灰色，无炭粒存在并达到恒重为止。通常，灰化至恒重的时间因试样不同而有所差异，一般需要2～5h。而有些食品灰分颜色不一定呈现白色或浅灰色，例如：铁含量高的食品，残灰呈褐色；锰、铜含量高的食品，残灰呈蓝绿色。有时灰分的表面呈白色，但内部仍有炭粒残留。所以，灰化的终点不仅以样品颜色为最终判断依据，还要以样品灰化后达到恒重为标准。

（四）加速灰化的方法

对于难灰化的样品，可采用以下方法缩短灰化时间。

1. 研碎法

样品经过初步灼烧后，取出坩埚，冷却，从灰化容器边缘慢慢加入少量去离子水，使残灰充分湿润（不可直接洒在残灰上，以防残灰飞扬损失），用玻璃棒研碎，使水溶性盐类溶解，被包住的炭粒暴露出来，把玻璃棒上粘的试样用水冲进容器里，在水浴上蒸发至干涸，在120～130℃烘箱内干燥，再灼烧至恒重。

2. 添加灰化助剂法

经初步灼烧后，放冷，加入灰化助剂（如硝酸或双氧水、乙醇、碳酸铵等物质），蒸干后再灼烧至恒重，利用助剂的氧化作用来加速炭粒灰化。也可加入10%的（NH_4）$_2CO_3$等疏松剂，其在灼烧时分解为气体逸出，以使灰分呈松散状态，促进灰化。添加的这些物质灼烧后又会完全分解为气体逸出，不会增加灰分的质量。

3. 乙酸镁灰化法

对于含磷量较高的豆类及其制品、肉禽制品、蛋制品、水产品、乳及乳制品等食品样品，在预处理时加入乙酸镁，可以使试样疏松，避免灰分发生熔融现象，提高灼烧温度，缩短灰化时间，但产生的MgO会增重，应做空白实验。

4. 硫酸灰化法

对于糖类制品，以钾为主的阳离子过剩，灰化后的残灰为碳酸盐，通过添加硫酸使阳离子全部以硫酸盐形式成为一定组分。采用硫酸的强氧化性加速灰化，结果用硫酸灰分来表示。在添加浓硫酸时需要注意，如果有一部分残灰溶液和二氧化碳气体呈雾状扬起，要边用表面皿将灰化容器盖住边加硫酸，待不起泡后，再用少量去离子水将表面皿上的附着物洗入灰化器中。

（五）香辛料中酸不溶性灰分含量的检测原理

用盐酸溶液处理总灰分，过滤、灼烧、称量残留物，测得酸不溶性灰分。

三、问题探究

1. 对于难灰化的样品可以采取什么措施加速灰化？

（1）研碎法，从灰化容器边缘慢慢加入少量去离子水，使残灰充分湿润，用玻棒研碎。

（2）添加灰化助剂法，加入HNO_3、H_2O_2等氧化剂加速灰化。

（3）乙酸镁灰化法（针对含磷量较高的食品）。

（4）硫酸灰化法（针对糖类）。

2. 根据哪些条件选用灰化容器？

（1）根据被灰化样品的性质。

（2）根据灰化量、灰化温度和灰化时间。

四、预习与讨论

阅读学习相关资源，归纳香辛料中酸不溶性灰分含量检测的相关知识；完成老师发布的预习小测验等相关预习任务，手机扫码完成预习测试。

香辛料中酸不溶性灰分含量的检测预习测试

🔔 **提示**

在整个任务实施过程中遵守实验室用水、用电安全操作指南及实验室各项规章制度和玻璃器皿的安全使用规范。本任务所用试剂均为分析纯，水为GB/T 6682—2008《分析实验用水规格和试验方法》规定的三级水。

👆 任务实施

一、实验准备

1. 仪器和设备

配图	仪器与设备	说明
	电子天平：精确至0.0001g	称量完毕后，及时取出被称物品，并保持天平清洁

配图	仪器与设备	说明
	高温炉	最高温度≥950℃
	可调式电热炉	—
	瓷坩埚及坩埚钳	—
	干燥器	干燥器内要装有干燥剂
	恒温水浴锅	控温精度±2℃
	无灰滤纸	—

配图	仪器与设备	说明
	烧杯、锥形瓶、漏斗、表面皿等玻璃器皿	—

2. 试剂及配制

试剂名称及配图	配制方法	说明
10%盐酸 	将24mL分析纯浓盐酸用蒸馏水稀释至100mL	（1）佩戴橡胶手套、戴好防护面具及防护口罩、系好袖口和衣领扣； （2）在现场必须配备好清水，以备盐酸溅到身上及时使用清水进行清洗； （3）实验操作应轻缓

3. 检验样品

配图	样品名称	说明
	样品：市售黑胡椒粉	本任务选用市售的黑胡椒粉为实验样品

二、实施操作

配图	操作步骤	操作说明
	（1）坩埚预处理： ①取大小适宜的瓷坩埚置于高温炉中，在550℃±25℃下灼烧30min	把坩埚放入高温炉或从炉中取出时，要在炉口停留片刻，使坩埚预热或冷却，防止因温度剧变而使坩埚破裂

配图	操作步骤	操作说明
	②冷却至200℃左右，取出将坩埚移入干燥器中冷却30min	灼烧后的坩埚应冷却到200℃以下再移入干燥器内，防止因干燥器内形成较大的真空，盖子不易打开
	③准确称量，重复灼烧至前后两次称量差不超过0.5mg为恒重	—
	（2）称样：称取样品1~2g	精确至0.0001g
	（3）总灰分的制备： ①固体试样先在可调式电热炉上以小火加热使试样充分炭化至无烟	—
	②将坩埚移入高温炉中，升温至550℃±25℃灼烧4h	—
	③待炉温降至200℃时取出，放入干燥器中冷却30min，重复灼烧至前后两次称量相差不超过0.5mg为恒重	称量前如发现灼烧残渣有碳粒，应向试样中滴入少许水湿润，使结块松散，蒸干水分再次灼烧至无碳粒即表示灰化完全，方可称量

配图	操作步骤	操作说明
	（4）酸不溶性灰分的测定： ①用25mL10%盐酸将总灰分分次洗入100mL烧杯中，盖上表面皿，在沸水浴上小心加热，至溶液由浑浊变为透明时，继续加热5min	控制加热温度不要过高，以免液体沸腾时将其中的灰分溅出，影响实验结果
	②趁热用无灰滤纸过滤，用沸蒸馏水少量反复洗涤烧杯和滤纸上的残留物，直至中性（约150mL）	不要用力搅拌，以免戳破滤纸
	③将滤纸连同残渣移入原坩埚内，放在沸水浴锅上小心地蒸去水分，然后将坩埚烘干并移入高温炉内，以550℃±25℃灼烧至无碳粒（一般需1h）	蒸干时必须采取沸水浴，不能直接在电炉上加热，避免滤纸因温度过高而燃烧
	④待炉温降至200℃时，放入干燥器内，冷却至室温，称重（准确至0.0001g）	—
	（5）再放入高温炉内，以550℃±25℃灼烧30min，如前冷却并称重	如此重复操作，直至连续两次称重之差不超过0.5mg为止，记下最低质量

三、记录原始数据

在表5-5中记录原始数据。

表5-5　香辛料中酸不溶性灰分含量的检测原始记录表

样品编号	Ⅰ	Ⅱ	Ⅲ
坩埚和酸不溶性灰分的质量（m_1）/g			
坩埚的质量（m_2）/g			
坩埚和试样的质量（m_3）/g			
检验员		检验日期	

四、数据处理

1. 计算结果

酸不溶性灰分的含量，计算如下。

$$X_1 = \frac{m_1 - m_2}{m_3 - m_2} \times 100$$

式中　X_1——酸不溶性灰分的含量，g/100g；

　　　m_1——坩埚和酸不溶性灰分的质量，g；

　　　m_2——坩埚的质量，g；

　　　m_3——坩埚和试样的质量，g；

　　　100——单位换算系数。

在重复性条件下获得的两次独立测定结果的绝对差值不得超过算术平均值的5%。

2. 异常点分析

（1）高温炉温控是否出现异常。

（2）炭化不充分，可能出现飞溅。

（3）坩埚可能没有进行预处理，例如坩埚内部可能有水分。

（4）原始记录和计算是否有误。

═ 评价反馈 ═

"香辛料中酸不溶性灰分含量的检测"考核评价表

评价方式	考核项目	评价项目		评价要求	评价分数
自我评价 10%	实验准备	1. 能正确计算试剂使用量		正确计算（2分）	
		2. 能小组协作正确配制实验试剂		正确配制（2分）	
	学习成果	课程任务完成情况		能完成课程任务（6分）	
学生互评 20%	检测原理	能用检测原理解释实验结果		能口述检测原理（3分）	
	操作技能	1. 能按照操作规范进行香辛料中酸不溶性灰分含量的检测	样品制备	操作正确（1分）	
			样品预处理	操作正确（1分）	
			坩埚预处理	清洗（1分）	
				恒重（1分）	
			干燥器的使用	操作正确（1分）	
			称样	操作正确（1分）	
			炭化	操作正确（1分）	
			灰化	操作正确（1分）	
			过滤	操作正确（1分）	
			洗涤残渣	操作正确（1分）	
			水浴锅的使用	操作正确（1分）	
			恒重操作	操作正确（1分）	
			读数	读数正确（1分）	
		2. 能对检验数据进行记录、处理，对结果进行判断		正确记录原始数据（1分）	
				正确书写计算过程（2分）	
				正确保留有效数字（1分）	

续表

评价方式	考核项目		评价项目	评价要求		评价分数
教师学业评价70%	课前	方法能力	课前学习	课前能独立通过网络学习资源库获取香辛料中酸不溶性灰分含量的检测方法，并归纳检测要点（5分）		
	课中	知识素质	相关知识	1. 能正确写出本次实验检测依据及方法（2分）		
				2. 能正确写出高温炉和干燥器的使用方法（2分）		
				3. 能正确写出酸不溶性灰分含量的检测原理（2分）		
				4. 能正确写出恒重操作的注意事项（2分）		
				5. 能正确写出操作过程中的思考题（2分）		
		实操能力	实验操作	1. 能正确写出工作流程（5分）		
				2. 能完成香辛料中酸不溶性灰分含量的检测（5分）		
				3. 能按照操作规范进行香辛料中酸不溶性灰分含量的检测（20分）	实验相关器材准备（2分）	
					实验试剂配制（2分）	
					坩埚的预处理（2分）	
					样品前处理（2分）	
					干燥器的使用（3分）	
					炭化、灰化（4分）	
					过滤（3分）	
					恒重操作（2分）	
				4. 能对检验结果进行记录和数据处理（10分）	正确记录原始数据（4分）	
					正确书写计算过程（6分）	
				5. 能正确计算香辛料中酸不溶性灰分的含量（2分）		
				6. 结果保留正确的有效数字（3分）		
				7. 结果记录真实，字迹工整，报告规范（5分）		
	课后	方法能力	任务拓展	完成茶叶中酸不溶性灰分含量的检测方案设计，绘制相关操作流程或录制检测视频（5分）		
总分						

注：每个评分项目里一旦出现安全问题则计为0分。

●学习心得

●拓展训练

○ 完成茶叶中酸不溶性灰分含量的检测方案设计，绘制相关操作流程或录制检测视频。（提示：可利用互联网、国家标准、微课等。）

巩固反馈

1. 填空题

    食品的灰分按其溶解性可分为水溶性灰分、酸溶性灰分和（　　　）。

2. 简述香辛料中酸不溶性灰分的检测原理。

3. 简述香辛料中酸不溶性灰分的检测流程。

4. 课后总结所学内容，与老师和同学进行交流讨论并完成本任务的教学反馈。

●拓展任务

请扫二维码，获得香辛料中水不溶性灰分含量的检测任务内容。

香辛料中水不
溶性灰分含量
的检测

任务三　咸菜中氯化钠含量的检测（银量法）

学习目标

知识目标	1. 能说出食品中氯化钠的检测方法。 2. 能解释银量法检测氯化钠的原理。 3. 能梳理咸菜中氯化钠含量检测流程。
技能目标	1. 能正确查找相关资料获取检测方法。 2. 能够独立进行咸菜中氯化钠含量的检测。 3. 能填写氯化钠含量检测的结果与报告。
素养目标	1. 能严格遵守实验现场8S管理规范。 2. 能正确表达自我意见，并与他人良好沟通。 3. 具有社会主义核心价值观，形成求实的科学态度、严谨的工作作风，领会工匠精神，不断增强团队合作精神和集体荣誉感。

■ 任务描述

氯化钠是食盐的主要成分，也是其他多种调味品的辅助材料；可用于维持细胞外液的渗透压，参与体内酸碱平衡的调节。但摄入过多会引起细胞脱水，严重会导致死亡。本任务依据GB 5009.44—2016《食品安全国家标准　食品中氯化物的测定》对咸菜中氯化钠含量进行检测，将按照以下环节完成任务。

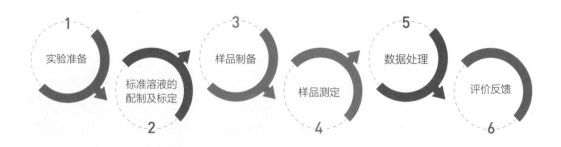

1 实验准备　2 标准溶液的配制及标定　3 样品制备　4 样品测定　5 数据处理　6 评价反馈

● 任务要求

1. 独立完成咸菜中氯化钠含量的检测任务。
2. 学会检测结果的计算及撰写报告。

● 知识导学

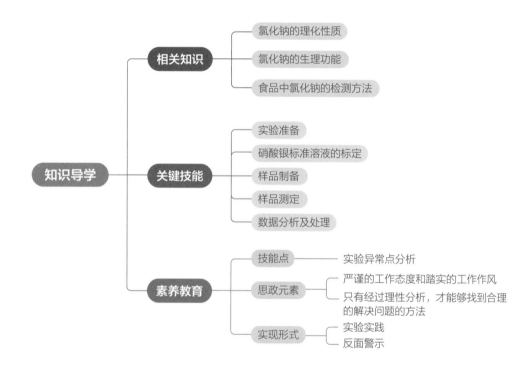

知识链接

一、资源链接

通过网络资源获取GB 5009.44—2016《食品安全国家标准　食品中氯化物的测定》及JJG 196—2006《常用玻璃量器检定规程》、GB/T 602—2002《化学制剂　杂质测定用标准溶液的制备》、GB/T 603—2023《化学试剂　试验方法中所用制剂及制品的制备》、GB/T 8170—2008《数值修约规则与极限数值的表示和判定》等相关资料。

二、相关知识

（一）氯化钠的理化性质

氯化钠是一种无机离子化合物，化学式NaCl，无色立方结晶或细小结晶粉末，味咸。外观是白色晶体状，其来源主要是海水，是食盐的主要成分。氯化钠易溶于水、甘油，微溶于乙醇（酒精）、液氨，不溶于浓盐酸。不纯的氯化钠在空气中有潮解性。

（二）氯化钠的生理功能

氯化钠是维持人体生理功能不可缺少的营养物质。成人体内所含钠离子的总量约为60g，其中80%存在于细胞外液即血浆和细胞间液中。人体摄取过多的氯化钠可能引发高血压、心脑血管等疾病。中国营养学会建议正常成人每人每日摄入氯化钠的量不应超过6g。钠离子和氯离子的生理功能主要有：维持细胞外液的渗透压，参与体内酸碱平衡的调节，氯离子在体内参与胃酸的生成。此外，氯化钠在维持神经和肌肉的正常兴奋性上也起着作用。

（三）食品中氯化钠的检测方法

食品中氯化物含量的测定方法有电位滴定法、福尔哈德法（间接沉淀滴定法）、银量法（摩尔法或直接滴定法）。电位滴定法适用于各类食品中氯化物的测定，福尔哈德法（间接沉淀滴定法）和银量法（摩尔法或直接滴定法）不适用于深颜色食品中氯化物的测定。

1. 电位滴定法

试样经酸化处理后，加入丙酮，以玻璃电极为参比电极，银电极为指示电极，用硝酸银标准滴定溶液滴定试液中的氯化物。根据电位的"突跃"，确定滴定终点。以硝酸银标准滴定溶液的消耗量，计算食品中氯化物的含量。

2. 福尔哈德法

样品经水或热水溶解、沉淀蛋白质、酸化处理后，加入过量的硝酸银溶液，以硫酸铁铵为指示剂，用硫氰酸钾标准滴定溶液滴定过量的硝酸银。待稍过量的SCN^-与Fe^{3+}反应生成红色络合物，指示已达到滴定终点。采用返滴定法可测定Cl^-、Br^-、I^-，即加入过量的硝酸银标准液，当Cl^-、Br^-、I^-生成卤化银沉淀后，再用硫氰酸钾返滴剩余的Ag，反应式如下。

终点前：$SCN^- + Ag^+ =\!\!=\!\!= AgSCN \downarrow$（白色）

终点时：$SCN^- + Fe^{3+} =\!\!=\!\!= FeSCN^{2+}$（红色）

根据硫氰酸钾标准滴定溶液的消耗量，计算食品中氯化物的含量。

3. 银量法

利用生成银盐的滴定方法称为银量法，可用于测定Cl^-、Br^-、I^-、Ag^+、SCN^-以及能定量地产生这些离子的有机化合物。

三、问题探究

1. K_2CrO_4指示剂浓度的大小对氯化钠的测定有何影响?

K_2CrO_4用量太大时，使终点提前到达；K_2CrO_4用量太小时，使终点延后到达。

2. 滴定时的酸度应控制在什么范围为宜? 为什么?

要求pH在6.5~10.5，因为CrO_4^{2-}离子在水溶液中存在以下平衡：

$$CrO_4^{2-} + H_3O^+ \rightleftharpoons HCrO_4^- + H_2O$$

酸性太强，平衡右移，导致离子浓度下降和终点拖后，但在碱性太强的溶液中离子又生成沉淀。

3. 硝酸银滴定氯化物的过程中为何要剧烈振荡?

生成的氯化银沉淀吸附氯离子，使其浓度降低，影响结果准确性，需剧烈振摇。

四、预习与讨论

阅读学习相关资源，归纳氯化钠含量的检测相关知识；完成老师发布的预习小测验等相关预习任务，手机扫码完成预习测试。

咸菜中氯化钠含量
的检测（银量法）
预习测试

📋 任务实施

> 🔔 **提示**
>
> 在整个任务实施过程中遵守实验室用水、用电安全操作指南及实验室各项规章制度和玻璃器皿的安全使用规范。

一、实验准备

1. 仪器与设备

配图	仪器与设备	说明
	分析天平：精确至0.1mg	称量完毕后，及时取出被称物品，并保持天平清洁
	研磨机	（1）放置于平稳的位置，开机前，应检查紧固螺钉，检查电机轴等转动是否灵活； （2）设备在运转中，发现异常应即停止

配图	仪器与设备	说明
	涡旋振荡器	使用时注意工作台面平稳，转速由小变大
	超声波清洗器	严禁在超声波清洗器中没有水或溶剂时开机
	其他材料： 干燥器、称量瓶、锥形瓶、量筒、吸量管、比色管、漏斗、pH试纸、滴定管、容量瓶、烧杯、玻璃棒等	—

2. 试剂及配制

试剂名称及配图	配制方法	说明
50g/L铬酸钾溶液 	称取5g铬酸钾，加水溶解，并定容到100mL	—
100g/L铬酸钾溶液 	称取10g铬酸钾，加水溶解，并定容到100mL	—
1g/L氢氧化钠溶液 	称取0.1g氢氧化钠，加水溶解，并定容到100mL	（1）称量固体氢氧化钠时，不能在秤盘或称量纸上直接称量，须放在已知质量的小烧杯内或表面皿上称量； （2）应选用无二氧化碳水配制，溶解后应立即转入聚乙烯瓶中； （3）必须移入聚乙烯瓶内保存

试剂名称及配图	配制方法	说明
硝酸溶液 	将1体积的硝酸加入3体积水中，混匀	（1）佩戴橡胶手套、戴好防护面具及防护口罩、系好袖口和衣领扣； （2）在现场必须配备好清水，盐酸溅到身上及时使用清水进行清洗； （3）实验操作应轻缓
10g/L酚酞乙醇溶液 	称取1g酚酞，溶于60mL乙醇中，用水稀释至100mL	—
80%乙醇溶液 	将84mL95%乙醇与15mL水混匀	—
0.1mol/L硝酸银标准滴定溶液 	称取17g硝酸银，溶于少量硝酸中，转移到1000mL棕色容量瓶中，用水稀释至刻度，混匀	配制好的溶液需在棕色试剂瓶中储存

3. 检验样品

配图	样品名称	说明
	样品：市售咸菜	本任务采用市售的咸菜样品

二、实施操作

1. 0.1mol/L硝酸银标准溶液的标定

配图	操作步骤	操作说明
	（1）称取0.05～0.10g基准试剂氯化钠，精确至0.1mg，置于250mL锥形瓶中	（1）准确记录称取质量，做三份平行； （2）此步骤基准NaCl使用前需先在500～600℃条件下灼烧至恒重，保证结果的准确性； （3）我们要遵守职业规范，以严谨的工作态度，踏实的工作作风对待食品检验工作
	（2）用约70mL水溶解，加入1mL铬酸钾溶液	—
	（3）边猛烈摇动边用已配制的硝酸银滴定溶液滴定至出现橙黄色，1min不褪色，记录体积，计算硝酸银标准溶液浓度	（1）硝酸银标准溶液配制需使用蒸馏水进行； （2）生成的氯化银沉淀易吸附氯离子，使其浓度降低，影响结果准确性，需剧烈振摇，保证结果的真实性和准确性

2. 样品制备

配图	操作步骤	操作说明
	（1）试样制备：取有代表性的样品至少200g，用研钵研细，置于密封的玻璃容器内	充分研细样品
	（2）试样溶液制备：称取5g试样（精确至1mg），置于50mL具塞比色管中，加入25mL70℃热水，振荡5min，超声处理20min，冷却至室温，用水稀释至刻度摇匀	注意涡旋振荡器要放平稳，从低速开始振荡，超声波清洗器中要加入新鲜的蒸馏水

配图	操作步骤	操作说明
	用滤纸过滤，弃去初滤液，取部分滤液备用	注意弃去初滤液

3. 样品测定

配图	操作步骤	操作说明
	（1）过滤后的样品，以pH试纸检测其pH范围	—
	（2）当pH<6.5时，移取25.00mL试液于250mL锥形瓶中，加50mL水和0.2mL酚酞乙醇溶液，用氢氧化钠溶液滴定至微红色，加1mL（10%）铬酸钾溶液，再边摇动边滴加硝酸银标准滴定溶液，颜色由黄色变为橙黄色（保持1min不褪色），记录消耗硝酸银标准滴定溶液的体积（V_3）；同时做空白实验，记录消耗硝酸银标准滴定溶液的体积（V_4）	注意加入铬酸钾溶液后边猛烈振动边滴加硝酸银溶液

三、记录原始数据

在表5-6中记录原始数据。

表5-6 咸菜中氯化钠含量的检测原始数据记录表

0.1mol/L硝酸银溶液的标定				
检验依据		检验日期		
仪器名称		仪器型号		
样品编号		I	II	III
基准试剂氯化钠的质量（m_0）/g				
滴定试液时消耗硝酸银标准滴定溶液的体积（V_1）/mL				
硝酸银标准滴定溶液的浓度（c）/（mol/L）				
硝酸银标准滴定溶液的浓度平均值（$\bar{c}$）/（mol/L）				
计算过程：				

咸菜中氯化钠的测定				
检测样品				
检测依据		检验方法		
主要仪器名称		仪器型号		
仪器编号		检验日期		
样品编号		I	II	III
试样质量（m）/g				
试样定容体积（V）/mL				
用于滴定的试样体积（V_2）/mL				
滴定试样时消耗的硝酸银标准滴定溶液体积（V_3）/mL				
空白实验消耗的硝酸银标准滴定溶液体积（V_4）/mL				
试样中氯化钠的含量（X）/%				
试样中氯化钠的含量的平均值（$\bar{X}$）/%				
请填写计算公式				
计算过程：				

四、数据处理

硝酸银标准滴定溶液的浓度计算如下。

$$c = \frac{m_0}{0.0585 \times V_1}$$

式中　c——硝酸银标准滴定溶液的浓度，mol/L；

　　0.0585——与1.00mL硝酸银标准滴定溶液 [c（$AgNO_3$）=1.000mol/L相当的氯化钠的质量]，g；

　　V_1——滴定试液时消耗硝酸银标准滴定溶液的体积，mL；

　　m_0——氯化钠的质量，g。

试样中氯化物含量以质量分数X表示，计算如下。

$$X = \frac{0.0355 \times c(V_3 - V_4) \times V}{m \times V_2} \times 100$$

式中　X——试样中氯化物的含量（以氯计），%；

　　0.0355——与1.00mL硝酸银标准滴定溶液 [c（$AgNO_3$）=1.000mol/L] 相当的氯的质量，g；

　　c——硝酸银标准滴定溶液的浓度，mol/L；

　　V_2——用于滴定的试样体积，mL；

　　V_3——滴定试样时消耗的硝酸银标准滴定溶液体积，mL；

　　V_4——空白实验消耗的硝酸银标准滴定溶液体积，mL；

　　V——试样定容体积，mL；

　　m——试样质量，g。

当氯化物含量≥1%时，结果保留三位有效数字；当氯化物含量<1%时，结果保留两位有效数字。

▌评价反馈

"咸菜中氯化钠含量的检测（银量法）"考核评价表

评价方式	考核项目	评价项目	评价要求	评价分数
自我评价10%	实验准备	1. 能正确计算试剂使用量	正确计算试剂（2分）	
		2. 能小组协作正确配制实验试剂	正确配制试剂（2分）	
	学习成果	课程目标完成情况	能完成课程目标（6分）	

续表

评价方式	考核项目		评价项目		评价要求	评价分数
学生互评20%		检测原理	能用检测原理解释实验结果		能口述检测原理（3分）	
	操作技能	1. 能按照操作规范进行食品（咸菜）中氯化钠的检测		编码	三角瓶编码正确（1分）	
				检漏	操作正确（1分）	
				清洗	自来水洗操作正确（1分）	
					蒸馏水洗操作正确（1分）	
				润洗	操作正确（1分）	
				装液	操作正确（1分）	
				排气泡	操作正确（1分）	
				调零	操作正确（1分）	
				滴速	1滴/2s（1分）	
				放液手势	操作正确（1分）	
				整体站姿	站姿标准（1分）	
				终点判断	淡粉色（1分）	
				读数	读数正确（1分）	
		2. 能对检验数据进行记录、处理，对结果进行判断			正确记录原始数据（1分）	
					正确书写计算过程（1分）	
					结果当含量≥1%保留三位有效数字（1分）	
					结果当含量<1%保留两位有效数字（1分）	
教师学业评价70%	课前	方法能力	课前学习		课前能独立通过网络学习资源库获取食品（咸菜）中氯化钠的检测标准，并归纳检测要点（5分）	
	课中	知识素质	相关知识		1. 能写出本实验检测依据及方法（1分）	
					2. 能写出反应的化学方程式（1分）	
					3. 能写出食品（咸菜）中氯化钠含量的检测原理（1分）	
					4. 能写出咸菜中氯化钠含量表示方法及质量判断标准（1分）	
					5. 能写出操作过程中的思考题（1分）	

续表

评价方式	考核项目		评价项目	评价要求	评价分数
教师学业评价70%	课中	实操能力	实验操作	1. 能写出工作流程（3分）	
				2. 能完成滴定操作图（2分）	
				3. 能按照操作规范进行食品（咸菜）中氯化钠含量的检测，能正确判断滴定终点（20分）	实验相关器材准备（2分）	
					实验试剂配制（2分）	
					称量操作（3分）	
					样品制备（4分）	
					酸式滴定管使用（3分）	
					滴定过程（3分）	
					终点判断、读数（3分）	
				4. 能对检验结果进行记录和数据处理（10分）	记录原始数据（4分）	
					书写计算过程（6分）	
				5. 能正确判断咸菜氯化钠含量的结果（2分）	
				6. 结果保留有效数字准确（3分）	
				7.结果记录真实，字迹工整，报告规范（5分）	
	课后	方法能力	任务拓展	完成火腿肠中氯化钠含量的检测方案设计，绘制相关操作流程或录制检测视频（5分）	
总分					

注：每个评分项目里一旦出现安全问题则计为0分。

● 学习心得

■ 拓展训练

○ 完成火腿肠中氯化钠含量的检测方案设计，绘制相关操作流程或录制检测视频。(提示: 可利用互联网、国家标准、微课等。)

巩固反馈

1. 填空题

   食品中氯化钠含量的检测方法有（　　　　　）、（　　　　　）、（　　　　　）。

2. 简述银量法测定氯化钠含量的检验原理。

3. 简述食品中氯化钠含量测定的操作流程。

4. 课后总结所学内容，与老师和同学进行交流讨论并完成本任务的教学反馈。

食品中维生素含量的检测

任务一　果汁中维生素 C 含量的检测

┌─ **学习目标** ─────────────────────────────

知识 目标	1. 能说出食品中维生素C的功能。 2. 能解释维生素C含量的检测意义及检测原理（2,6-二氯靛酚法）。 3. 能绘制果汁中维生素C含量的检测流程（2,6-二氯靛酚法）。
技能 目标	1. 能正确查找相关资料获取检测方法。 2. 能够独立进行果汁中维生素C含量的检测。 3. 能正确计算维生素C含量检测的结果并进行报告。
素养 目标	1. 通过课程学习，理解科学发展的真谛，并在工作中养成发现问题、解决问题的思维习惯。 2. 能正确表达自我意见，并与他人良好沟通。 3. 通过实验任务的实施，养成标准化的工作习惯，领会工匠精神。

■ 任务描述

维生素C，又称抗坏血酸，对物质代谢的调节具有重要的作用，除维持正常生长、提高免疫力外，它还能增强机体对肿瘤的抵抗力，并具有对化学致癌物的阻断作用。维生素C是人类营养中最重要的维生素之一，不能在人体内合成，只能够从食物中获取。同时维生素C也是食品工业上常用的抗氧化剂、酸味剂及营养强化剂，因此测定食品中维生素C含量对评价食品品质具有重要意义。当制品的 L-抗坏血酸含量＞250mg/kg时，可以在标签上使用"含有丰富的维生素C"的说明；当制品的 L-抗坏血酸含量＞150mg/kg时，可以在标签上使用"含有维生素C"的说明；否则不允许在标签上说明或暗示制品中含有维生素C。

本任务依据GB/T 5009.86—2016《食品安全国家标准　食品中抗坏血酸的测定》中2,6-二氯靛酚滴定法，测定果汁中维生素C含量，将按照以下环节完成。

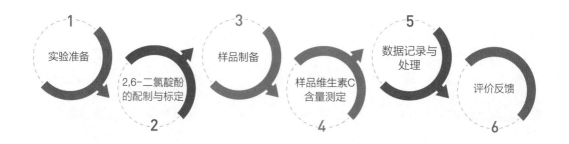

任务要求

1. 独立完成果汁中维生素C含量的检测任务。
2. 学会果汁中维生素C含量的计算及报告。

知识导学

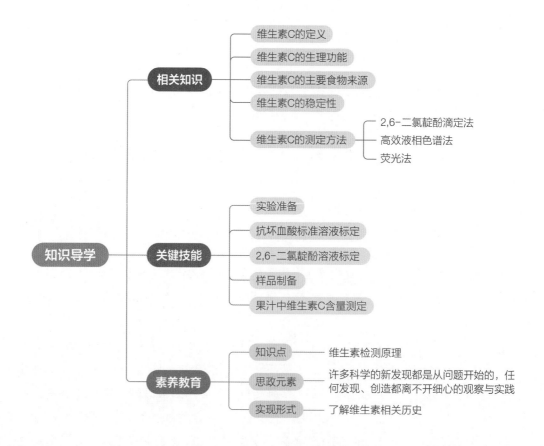

知识链接

一、资源链接

通过网络资源获取GB 5009.86—2016《食品安全国家标准　食品中抗坏血酸的测定》及JJG 196—2006《常用玻璃量器检定规程》、GB/T 602—2002《标准溶液的制备》、GB/T 603—2023《化学试剂　试验方法中所用制剂及制品的制备》、GB/T 8170—2008《数值修约规则与极限数值的表示和判定》等相关资料。

果汁中维生素C
含量的检测微课

通过手机扫码获取果汁中维生素C含量的检测微课。

二、相关知识

2000多年前古罗马帝国的军队渡过突尼斯海峡远征非洲，有大批士兵因缺乏蔬菜水果而病倒。15—16世纪，此类疾病也曾波及整个欧洲，但人们对其病因却一无所知。直到18世纪末，詹姆斯德林医生用柠檬汁治愈了此类疾病。但是从柠檬汁中提取作用物质，科学家们却花了100多年的时间。许多科学的新发现都是从问题开始的，任何发现、创造都离不开细心的观察与实践。

（一）维生素C的定义

维生素C，是一种具有抗氧化性质的含有6个碳原子的α–酮基内酯的酸性多羟基有机化合物，是人体必需的营养素之一，自然界存在L–型和D–型两种。

L（＋）-抗坏血酸：左式右旋光抗坏血酸，具有强还原性，对人体具有生物活性。

D（－）-抗坏血酸：又称异抗坏血酸，具有强还原性，但对人体基本无生物活性。

L（＋）-脱氢抗坏血酸：L（＋）-抗坏血酸极易被氧化为L（＋）-脱氢抗坏血酸，L（＋）-脱氢抗坏血酸亦可被还原为L（＋）-抗坏血酸。L（＋）-脱氢抗坏血酸通常称为脱氢抗坏血酸。

L（＋）-抗坏血酸总量：将试样中L（＋）-脱氢抗坏血酸还原成L（＋）-抗坏血酸或将试样中L（＋）-抗坏血酸氧化成L（＋）-脱氢抗坏血酸后测得的L（＋）-抗坏血酸总量。

L（＋）-抗坏血酸　　　L（＋）-脱氢抗坏血酸

（二）维生素C的生理功能

维生素C具有抗氧化作用，可以清除自由基，保证细胞膜的完整性和核蛋白质分子的正常功能、抵御自由基对细胞的伤害、防止细胞的变异；阻断亚硝酸盐和仲胺形成强致癌物亚硝胺。维生素C作为羟化过程底物和辅因子，可以促进组织中胶原的形成；在脑和肾上腺组织中作为辅酶参与神经递质的形成，参与类固醇的代谢。维生素C还可以阻止营养素的氧化（还原），促进钙、铁和叶酸的吸收。当身体缺乏症维生素C时，会引起坏血病、贫血、类骨质及牙本质形成异常。

（三）维生素C的主要食物来源

植物性食品是人体维生素C的主要来源，尤其新鲜的水果、蔬菜，如柑橘、红枣、山楂、番茄、辣椒和新生幼苗等中含量丰富（表6-1）。工业上可利用青霉素或细菌，以葡萄糖为原料进行发酵生产维生素C。

表6-1　部分食物的维生素C含量　　　　　单位：mg/100g

食物	含量	食物	含量
鲜枣	243	猕猴桃	62
草莓	47	橙子	33
辣椒	144	苜蓿	118
苦瓜	56	白菜	28

（四）维生素C的稳定性

维生素C的性质非常不稳定，很容易氧化被破坏。维生素C在人体内不能自我合成，必须靠进食供给，所以日常饮食一定要保证充足的维生素C摄入量（表6-2）。维生素C在pH5.5以下酸性环境中稳定，遇空气中氧、热、光、碱性物质，特别是由氧化酶及痕量铜、铁等金属离子存在时容易被氧化破坏。

表6-2　中国居民膳食维生素C推荐摄入（RNI）

年龄/岁	1～3	4～6	7～10	11～13	≥14	孕妇	乳母
RNI/（mg/d）	40	50	65	90	100	100～115	150

（五）维生素C的测定方法

目前研究维生素C测定方法的报道较多，有关维生素C的测定方法有滴定法（2,6-二氯靛酚滴定法、2,4-二硝基苯肼法）、高效液相色谱法和光度法（荧光法、光度分析法、化学发光法）三大类。

1. 2,6-二氯靛酚滴定法

用蓝色的碱性染料2,6-二氯靛酚标准溶液对含L（＋）-抗坏血酸的试样酸性浸出液进行氧化还原滴定，2,6-二氯靛酚被还原为无色，当到达滴定终点时，多余的2,6-二氯靛酚在酸性介质中显浅红色，由2,6-二氯靛酚的消耗量计算样品中L（＋）-抗坏血酸的含量。

还原型维生素C ＋ 2,6-二氯靛酚溶液（蓝色） → 氧化型维生素C ＋ 还原型染料（无色）

2. 高效液相色谱法

试样中的抗坏血酸用偏磷酸溶解超声提取后，以离子对试剂为流动相，经反相色谱柱分离，其中L（＋）-抗坏血酸和D（－）-抗坏血酸直接用配有紫外检测器的液相色谱仪（波长245nm）测定；试样中的L（＋）-脱氢抗坏血酸经L-半胱氨酸溶液进行还原后，用紫外检测器（波长245nm）测定L（＋）-抗坏血酸总量，或减去原样品中测得的L（＋）-抗坏血酸含量而获得L（＋）-脱氢抗坏血酸的含量。以色谱峰的保留时间定性，外标法定量。

3. 荧光法

试样中L（＋）-抗坏血酸经活性炭氧化为L（＋）-脱氢抗坏血酸后，与邻苯二胺（OPDA）反应生成有荧光的喹喔啉（quinoxaline），其荧光强度与L（＋）-抗坏血酸的浓度在一定条件下成正比，以此测定试样中L（＋）-抗坏血酸总量。荧光法适用于蔬菜、水果及其制品中总抗坏血酸的测定。

三、问题探究

1. 2,6-二氯靛酚溶液滴定法测定维生素C含量有何优缺点？

2,6-二氯靛酚溶液滴定法是测定维生素C的经典方法，此法优点是能够简便、快速、准确地测量出维生素C的含量，但其同样存在很多缺点：①生物组织中的脱氢抗坏血酸及结合抗坏血酸同样有维生素C的生理作用，用此法测不出来；②生物材料提取液中含有其他还原性物质，也可使2,6-二氯靛酚溶液还原脱色而引起误差；③提取液中常存在的色素类物质会干扰滴定终点观察，所以在选材时应选用无色、绿色或浅黄色等，当取材为紫色等颜色时，可用活性炭、白陶土脱色处理。

2. 2,6-二氯靛酚溶液滴定法测定维生素C含量测定误差是否过大?

实验应迅速滴定,防止维生素C被氧化,若不迅速,或操作不当,都会使测定误差大,另外吸取维生素液时要适当,滴定的消耗液在0.3~1.60mL为最佳,总体而言,实验误差不大。

四、预习与讨论

阅读学习相关资源,归纳果汁中维生素C含量测定的相关知识;完成老师发布的预习小测验等相关预习任务,手机扫码完成预习测试。

果汁中维生素C
含量的检测预
习测试

🔲 **任务实施**

🔔 **提示**

在整个任务实施过程中遵守实验室用水、用电安全操作指南及实验室各项规章制度和玻璃器皿的安全使用规范。

一、实验准备

1. 仪器与设备

配图	仪器与设备	说明
	电子天平:精确至0.1g	称量完毕后,及时取出被称物品,并保持天平清洁
	滴定管	通用型滴定管

配图	仪器与设备	说明
	移液管	—
	容量瓶、三角瓶等玻璃器皿	—

2. 试剂及配制

试剂名称	配制方法	说明
偏磷酸溶液（20g/L）	称取20g偏磷酸，用水溶解并定容至1L	—
草酸溶液（20g/L）	称取20g草酸，用水溶解并定容至1L	—
抗坏血酸标准溶液	称取100mg（精确至0.1mg）L（+）-抗坏血酸标准品溶解于偏磷酸溶液或草酸溶液并定容至100mL	该储备液在2~8℃避光条件下可保存一周
2,6-二氯靛酚溶液	称取碳酸氢钠52mg溶解在200mL热蒸馏水中，然后称取2,6-二氯靛酚50mg溶解在上述碳酸氢钠溶液中，冷却，并用水定容至250mL	过滤至棕色瓶内，于4~8℃环境中保存
0.1mol/L碘酸钾标准溶液	称取3.57g±0.15g已在180℃±2℃的电烘箱中干燥至恒重的工作基准试剂碘酸钾，溶于水，移入1000mL容量瓶中，稀释至刻度	—
0.001mol/L碘酸钾标准使用溶液	吸取1mL 0.1mol/L碘酸钾标准溶液于100mL容量瓶中，稀释至刻度	—
0.6g/L KI溶液	称取6g KI，溶解于94g水中	—
淀粉指示剂	称取1g淀粉，加5mL水使其成糊状，在搅拌下将糊状物加到90mL沸腾的水中，煮沸1~2min，冷却，稀释至100mL	使用期为两周

3. 检测样品

配图	样品名称	说明
	样品：市售果汁	本任务选用市售的果汁为实验样品

二、实施操作

1. 抗坏血酸标准溶液标定

因抗坏血酸（即维生素C）具有还原性，存放过程中可能因为受到空气中氧气的氧化而造成溶液浓度降低，从而与实际配制浓度不符，所以使用前必须重新标定。

配图	操作步骤	操作说明
	吸取10mL偏磷酸溶液或草酸溶液于50mL锥形瓶中，依次加入1mL抗坏血酸标准溶液、0.5mL 0.6g/L KI溶液	—
	加入5滴淀粉指示剂，摇匀	—
	用碘酸钾标准使用溶液滴定至淡蓝色	—

2. 2,6-二氯靛酚溶液标定

配图	操作步骤	操作说明
	准确吸取1mL抗坏血酸标准溶液于50mL锥形瓶中，加入10mL偏磷酸溶液或草酸溶液，摇匀	另取10mL偏磷酸溶液或草酸溶液做空白实验
	用2,6-二氯靛酚溶液滴定	—
	滴定至粉红色，保持15s不褪色	—

3. 样品制备

配图	操作步骤	操作说明
	称取具有代表性的样品可食部分100g，放入粉碎机中，加入100g偏磷酸溶液或草酸溶液，迅速捣成匀浆	—
	准确称取10～40g匀浆样品（精确至0.01g）于烧杯中，用偏磷酸溶液或草酸溶液将样品转移至100mL容量瓶，并稀释至刻度	—

配图	操作步骤	操作说明
	过滤	若滤液有颜色，可按每克样品加0.4g白陶土脱色后再过滤

4. 样品维生素C含量测定

配图	操作步骤	操作说明
	准确吸取10mL滤液于50mL锥形瓶中	同时做空白实验
	用标定过的2,6-二氯靛酚溶液滴定	—
	溶液呈粉红色15s不褪色	滴定过程控制在2min内完成

三、记录原始数据

在表6-3中记录原始数据。

表6-3　果汁中维生素C含量的检测原始数据记录表

抗坏血酸标准溶液标定			
所取抗坏血酸标准溶液的体积/mL			
试样滴定用碘酸钾标准使用溶液的体积/mL			
空白滴定用碘酸钾标准使用溶液的体积/mL			
抗坏血酸浓度/（mg/mL）			
抗坏血酸纯度/%			
抗坏血酸平均浓度/（mg/mL）			
抗坏血酸平均纯度/%			
2,6-二氯靛酚溶液标定			
吸取抗坏血酸标准溶液的体积/mL			
滴定抗坏血酸标准溶液所消耗2,6-二氯靛酚溶液的体积/mL			
空白滴定所消耗2,6-二氯靛酚溶液的体积/mL			
滴定度/（mg/mL）			
平均滴定度/（mg/mL）			
样品维生素C含量测定			
试样质量/g			
试样滴定消耗2,6-二氯靛酚溶液的体积/mL			
空白滴定消耗2,6-二氯靛酚溶液的体积/mL			
稀释倍数			
维生素C含量			
维生素C平均含量			

四、数据处理

抗坏血酸浓度计算如下。

$$c = \frac{V_1 \times 0.088}{V_2}$$

式中　c——抗坏血酸标准溶液的质量浓度，mg/mL；

　　V_1——滴定时所消耗0.1mol/L碘酸钾标准使用溶液的体积，mL；

　　V_2——所取抗坏血酸标准溶液的体积，mL；

　0.088——1mL 0.1mol/L碘酸钾标准溶液相当于抗坏血酸的质量，mg。

抗坏血酸纯度计算如下。

$$抗坏血酸纯度（\%）=\frac{c'\times V_c}{m_c}\times100\%$$

式中　c'——所标定抗坏血酸标准溶液的质量浓度，mg/mL；

　　V_c——抗坏血酸溶液总体积，mL；

　　m_c——抗坏血酸的质量，mg。

2,6-二氯靛酚溶液的滴定度计算如下。

$$T=\frac{c\times V_3}{V_4-V_5}$$

式中　T——2,6-二氯靛酚溶液的滴定度，即每毫升2,6-二氯靛酚溶液相当于抗坏血酸的质量，mg/mL；

　　c——抗坏血酸标准溶液的质量浓度，mg/mL；

　　V_3——吸取抗坏血酸标准溶液的体积，mL；

　　V_4——滴定抗坏血酸标准溶液所消耗2,6-二氯靛酚溶液的体积，mL；

　　V_5——空白滴定所消耗2,6-二氯靛酚溶液的体积，mL。

试样中维生素C［L（＋）-抗坏血酸］含量计算如下。

$$X=\frac{(V_6-V_7)\times T\times A}{m}\times100$$

式中　X——试样中维生素C［L（＋）-抗坏血酸］含量，mg/100g；

　　V_6——试样滴定消耗2,6-二氯靛酚溶液的体积，mL；

　　V_7——空白滴定消耗2,6-二氯靛酚溶液的体积，mL；

　　T——2,6-二氯靛酚溶液的滴定度，即每毫升2,6-二氯靛酚溶液相当于抗坏血酸的质量，mg/mL；

　　A——稀释倍数；

　　m——试样质量，g。

═ 评价反馈 ═

"果汁中维生素C含量的检测"考核评价表

评价方式	考核项目	评价项目		评价要求	评价分数
自我评价10%	实验准备	1. 能正确计算试剂使用量		正确计算试剂（2分）	
		2. 能小组协作正确配制实验试剂		正确配制试剂（2分）	
	学习成果	课程目标完成情况		能完成课程目标（6分）	
学生互评20%	检测原理	能用检测原理解释实验结果		能口述检测原理（3分）	
	操作技能	1. 能按照操作规范进行果汁中维生素C的检测	编码	三角瓶编码正确（1分）	
			检漏	操作正确（1分）	
			清洗	自来水洗操作正确（1分）	
				蒸馏水洗操作正确（1分）	
			润洗	操作正确（1分）	
			装液	操作正确（1分）	
			排气泡	操作正确（1分）	
			调零	操作正确（1分）	
			滴速	1滴/2s（1分）	
			放液手势	操作正确（1分）	
			整体站姿	站姿标准（1分）	
			终点判断	淡蓝色、淡粉色（1分）	
			读数	读数正确（1分）	
		2. 能对检验数据进行记录、处理，对结果进行判断		正确记录原始数据（1分）	
				正确书写计算过程（1分）	
				结果保留三位有效数字（1分）	
				判断果汁质量（1分）	

续表

评价方式	考核项目		评价项目		评价要求	评价分数
教师学业评价70%	课前	方法能力	课前学习		课前能独立通过网络学习资源库获取果汁中维生素C的检测标准，并归纳检测要点（5分）	
	课中	知识素质	相关知识		1. 能写出本次实验检测依据及方法（2分）	
					2. 能写出维生素C与2,6-二氯靛酚反应的化学方程式（2分）	
					3. 能写出果汁中维生素C的检测原理（2分）	
					4. 能写出维生素C质量判断标准（2分）	
					5. 能写出操作过程中的思考题（2分）	
		实操能力	实验操作		1. 能写出工作流程（5分）	
					2. 能通过完成滴定流程图（5分）	
				3. 能按照操作规范进行果汁中维生素C的检测，能正确判断滴定终点（20分）	正确准备仪器设备（1分）	
					准确配制药品试剂（1分）	
					维生素C标定终点判断正确（4分）	
					2,6-二氯靛酚标定终点判断正确（4分）	
					样品预处理操作正确（4分）	
					样品测定终点判断正确（4分）	
					滴定操作正确（2分）	
				4.能对检验结果进行记录和数据处理（10分）	正确记录原始数据（4分）	
					正确书写计算过程（6分）	
				5. 能正确判断果汁质量（2分）		
				6. 结果保留三位有效数字（3分）		
				7. 结果记录真实，字迹工整，报告规范（5分）		
	课后	方法能力	任务拓展		完成果冻中维生素C含量的检测方案设计，绘制相关操作流程或录制检测视频（5分）	
总分						

注：如发生安全事故或故意毁坏仪器设备等情况，则本任务计为0分。

◾ 学习心得

◾ 拓展训练

> ○ 完成果冻中维生素C含量的检测方案设计，绘制相关操作流程或录制检测视频。（提示：可利用互联网、国家标准、微课等。）

✎ 巩固反馈

1. 填空题

维生素C又称_____，自然界存在_____种类型，其中_____对人体具有生物活性，_____对人体基本无生物活性。

2. 简述2,6-二氯靛酚滴定法检测果汁中维生素C含量的原理。

3. 简述2,6-二氯靛酚滴定法检测果汁中维生素C含量的操作流程。

4. 课后总结所学内容，与老师和同学进行交流讨论并完成本任务的教学反馈。

任务二　乳粉中维生素 A 和维生素 E 含量的检测

学习目标

知识目标	1. 能说出维生素A和维生素E的基本作用。 2. 能解释液相色谱法进行维生素A和维生素E检测的原理。 3. 能说出液相色谱法进行维生素A和维生素E检测的流程。
技能目标	1. 能正确查找相关资料获取检测方法。 2. 能够独立应用液相色谱法进行维生素A和维生素E的检测。 3. 能够独立完成维生素A和维生素E的数据处理和结果判断。
素养目标	1. 能牢记自己的岗位职责，做一名诚信、守法、有责任感的食品检验人。 2. 通过解读国家标准、实施检测过程等环节，培养团结协作、实事求是的职业精神。 3. 能够按现场8S及相关管理标准，整理现场和处理废弃物，具备严谨、认真的工匠精神。

● 任务描述

维生素A（vitamin A）又名视黄醇，对于婴幼儿的骨骼和视力的生长发育有很大的作用。维生素E（vitamin E）又名抗不育维生素或生育酚，具有抗不育功能和抗氧化作用，其四种异构体的构型与磷脂中多不饱和脂肪酸的构型互补而具有较强的清除氧自由基能力，在生命过程中起重要作用。维生素A和维生素E都属于脂溶性维生素，都是人体不可缺少的营养素。维生素A和维生素E被GB 14880—2012《食品安全国家标准　食品营养强化剂使用标准》列为营养强化剂，其添加量具有严格规定，是乳粉营养标签上必须标示的营养成分，标示含量必须准确无误，所以学习维生素A和维生素E的检测方法对食品检验人员来讲意义重大。

本任务依据GB 5009.82—2016《食品安全国家标准　食品中维生素A、D、E的测定》中"第一法　食品中维生素A和维生素E的测定　反相高效液相色谱法"，进行维生素A和维生素E含量检测，将按照以下环节完成。

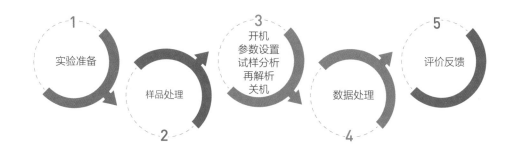

▪任务要求

1. 独立应用液相色谱法完成维生素A和维生素E检测任务。
2. 独立应用高效液相色谱仪进行检测并进行数据分析。

▪知识导学

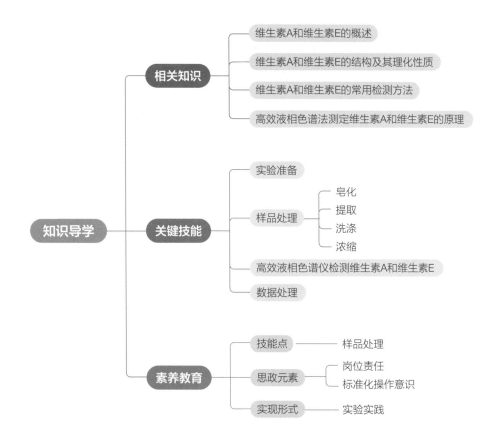

📖 知识链接

一、资源链接

通过网络资源获取维生素A和维生素E的检测依据GB 5009.82—2016《食品安全国家标准 食品中维生素A、D、E的测定》中"第一法 食品中维生素A和维生素E的测定 反相高效液相色谱法"及JJG 196—2006《常用玻璃量器检定规程》、GB/T 602—2002《标准溶液的制备》、GB/T 603—2023《化学试剂 试验方法中所用制剂及制品的制备》、GB/T 8170—2008《数值修约规则与极限数值的表示和判定》等相关资料。

二、相关知识

（一）维生素A和维生素E的概述

维生素是人和动物维持正常的生理功能必备的一类微量有机物质，维生素在人体生长、代谢、发育过程中发挥着重要的作用，它不可以在体内自我合成，只能通过从食物中摄入。根据维生素物理性质的不同，维生素可分为脂溶性维生素和水溶性维生素两大类，水溶性维生素包括B族维生素、维生素C等；脂溶性维生素包括维生素A、维生素D、维生素E和维生素K等。

维生素A（vitamin A）又名视黄醇，属于脂溶性维生素，维生素A以游离醛或酯的形式存在于动物性食物中，其中以鱼类鱼肝油中的维生素A的含量最丰富。植物中不含维生素A，但含有维生素A的前身（provitamin A）即β-胡萝卜素，β-胡萝卜素存在于胡萝卜、番茄等蔬菜中，被动物吸收后，可转化成维生素A。维生素A是维持人体生长、发育、生殖和细胞膜的稳定性所必需的，在视觉过程中也起着重要作用。视网膜中有感强光的和感弱光的两种细胞。感弱光的细胞含有一种色素称视紫红质，视紫红质即视色素，由维生素A醛与视蛋白结合而成，它是在暗环境中由顺视黄醛和视蛋白结合而成的，遇光则分解成反视黄醛和视蛋白，并由此引起神经冲动，传入中枢神经产生视觉。视黄醛在体内因不断代谢而被消耗，需要及时补充氧化维生素A。当体内维生素A缺乏时，视紫红质的合成量随之减少，在弱光中视力也随之减退，这就是夜盲症的病因。维生素A对于婴幼儿的骨骼和视力的生长发育有很重要的作用。维生素A不但可以维持正常的视觉功能防止夜盲症，而且具有提高免疫力、维持上皮细胞结构的完整与健康、促进机体正常生长发育、增强机体的造血功能和预防癌症等十分重要的功能。但是如果维生素A摄入过量，会引起头痛、恶心、腹泻和肝脾肿大等症状。

维生素E（vitamin E）又称抗不育维生素或生育酚，生育酚对人体有重要的生理功能，具有抗氧化、抗衰老、抗不育和调节免疫力等作用，此外生育酚对细胞代谢也有影响。维生素E的抗氧化作用机制是代替其他物质被氧化，延缓不饱和脂肪酸的氧化作用，使机体免受自由基的损伤。维生素E的来源广泛，主要存在于蔬菜、麦胚、植物油的非皂化部分，维生素E可以贮存于生物机体各个组织器官中，维生素E在体内存留时间较长，不易排泄。维生素E虽然来源广泛，在成人中极少发现维生素E缺乏的现象，但是在有些肠道吸收障碍和长期维生素E摄入不足的人群及早产儿中还是有维生素E缺乏的现象发生。维生素E的毒性较维生素A和维生素D低。过量的维生素E可以随粪便排出，但摄入过量维生素E可能会有短期胃肠不适、皮炎及疲劳的现象发生。而在婴幼儿中，过量摄入维生素E可能会提高坏死性小肠结肠炎的发生率。

（二）维生素A和维生素E的结构及理化性质

1. 维生素A的结构及理化性质

维生素A又称抗干眼病因子，是一个具有脂环的不饱和一元醇。维生素A是第一个被发现的维生素，包括动物性食物来源的维生素A_1、A_2两种，是一类具有视黄醇生物活性的物质。维生素A_1主要存在于海洋鱼类的肝脏、血液和眼球的视网膜中，熔点为64℃，分子式$C_{20}H_{30}O$，其结构式如下：

维生素A_1

维生素A_2主要在淡水鱼中存在，又称3-脱氢视黄醇，熔点只有17～19℃，分子式$C_{20}H_{28}O$，其结构式如下：

维生素A_2

维生素A为淡黄色结晶，不溶于水或甘油，而溶于无水乙醇、甲醇、三氯甲烷、乙醚、脂肪和油中。维生素A，特别是它的游离醇，对光、氧、酸和紫外线都很敏感。维生素A末端的醇羟基—CH_2OH可被氧化成醛基—CHO，生成视黄醛，进一步氧化成羧基—COOH，生成视黄酸。由于维生素A_2的活性比维生素A_1低，其生理活性只有维生素A_1的40%，所以婴幼儿配方乳粉中所添加的维生素A都是指维生素A_1。维生素A具有多烯烃结构，因此对氧非常敏感，特别是在—OH和多烯烃基团上。维生素A的氧化是非常复杂的，因为最初的氧化产物不稳定，很容易进一步被氧化。而维生素A的酯类化合物的—OH被封闭，所以维生素A的酯类化合物比维生素A稳定，因而食品中维生素A的强化一般是添加维生素A醋酸酯或者维生素A棕榈酸酯，而不是直接添加维生素A。维生素A醋酸酯和维生素A棕榈酸酯被人体吸收后在酶的作用下会转化成维生素A，发挥维生素A的作用。天然维生素A主要是全反式结构，含有少量的13-顺式（13-*cis*）结构。

2. 维生素E的结构及理化性质

维生素E又称生育酚，是指含有苯丙二氢吡喃结构，具有生育酚生物活性的一类化合物的总称，可分为生育酚和三烯生育酚两大类，共有8种化合物，即 α-、β-、γ-、δ-生育酚和 α-、β-、γ-、δ-三烯生育酚：

| α-生育酚 | β-生育酚 | γ-生育酚 | δ-生育酚 |

维生素E的8种同分异构体均为透明、淡黄色或金黄色的黏稠油状物，无嗅无味。维生素E不溶于水，溶于油、丙酮、乙醇、氯仿、苯和乙醚等脂溶性溶剂。维生素E在酸碱性环境、氢化过程及高温下均不会被破坏，但在空气中会慢慢被氧化，在紫外线照射下也会被分解。不同维生素E异构体的活性、抗氧化性以及生理功能也不一样。对人体生理活性而言，8种同分异构体中以α-生育酚的生物活性最高，其他依次为β-、γ-、δ-生育酚。若以α-生育酚的生物活性为100，则β-及γ-生育酚的活性分别为40及8，其他形式活性更小而抗氧化性则相反，以δ-生育酚最强，其他依次为γ-、β-、α-生育酚。

（三）维生素A和维生素E的常用检测方法

维生素A和维生素E因具有许多对人体有利的功能受到食品行业的青睐，特别是配方乳粉行业。目前测定配方乳粉中维生素A和维生素E的方法有紫外分光光度法、电化学法、气相色谱法、高效液相色谱法和液质联用法等。

1. 分光光度法

用分光光度法检测维生素A和维生素E是一种比较古老的检测方法，这种方法灵敏度低，检测限高，而且容易受到抗氧化剂的影响，如维生素C等，对于维生素的检测存在一定的局限性，这种方法只适用于成分单一、纯度较高、干扰较少的产品的检测，婴幼儿配方乳粉基质比较复杂，一般不采用这个方法检测其维生素的含量。

2. 电化学法

利用维生素A和维生素E具有电化学活性的特点，可以用电化学法检测维生素A和维生素E。目前电化学法主要有微分脉冲伏安法、库仑法、色谱-安培法和萃取溶出伏安法，由于电化学活性不是所有待测物都具有，所以电化学法应用起来有一定的局限性。

3. 气相色谱法

气相色谱法曾作为美国分析化学家协会（AOAC）检测脂溶性维生素的方法，一般采用气相色谱-火焰离子化检测器法（GC-FID），气相色谱柱一般有填充柱和毛细管柱，填充柱需要自行填充且填充容量大，对于多种生育酚测定时，前处理步骤烦琐，还需要对样品溶液进行衍生化才能测定，且无法测定维生素E异构体的含量。毛细管柱慢慢取代了填充柱，这样可以大大提高灵敏度和节省分析时间，但是此法对样品溶液要求很高，必须除去水，不然会破坏毛细管柱。

4. 高效液相色谱法

高效液相色谱法（以下简称HPLC法）具有快速、准确、样品前处理简单以及分辨率高等优点，高效液相色谱法是现行检测维生素A和维生素E应用最广泛的方法。HPLC法分为反相色谱法和正相色谱法。正相色谱法对于维生素E异构体的分离非常有效，可以完全分离维生素E的四种异构体，而反相色谱法很难分离β-生育酚和γ-生育酚，需要用到价格昂贵的C30柱或者PFP柱。近年来，随着科技发展，超高效液相色谱仪也被运用到脂溶性维生素的检测中。

5. 液质联用法

液质联用法是采用高效液相仪串联质谱检测器的一种方法，液质联用法具有检测分析时间更短、灵敏度更高、分离度更好等优势，而且可以同时检测多种维生素。液质联用法对于高沸点、难挥发和热不稳定化合物的分离和鉴定具有独特的优势，因此被广泛地应用于食品、医药、生化、环保等方面，但仪器价格昂贵和维护成本较高，目前还未广泛运用到检测领域。

（四）高效液相色谱法测定维生素A和维生素E的原理

试样中的维生素A及维生素E经皂化（如果含淀粉先用淀粉酶酶解）、提取、洗涤、浓缩后，由C_{30}或PFP反相液相色谱柱分离，紫外检测器或荧光检测器检测，外标法定量，具体检验操作程序如图6-1所示。

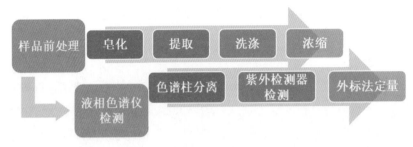

图6-1 液相色谱法测定维生素A和维生素E的检验过程

三、问题探究

1. 高效液相色谱法的使用流程?

开机→参数设置→试样分析→再解析→关机。

2. 样品前处理中,皂化的目的是什么?

维生素A和维生素E是脂溶性维生素,易溶于油脂,故先皂化使油脂变成盐。

四、预习与讨论

阅读学习相关资源,归纳液相色谱法测定维生素A和维生素E的相关知识;完成老师发布的预习小测验等相关预习任务,手机扫码完成预习测试。

乳粉中维生素A和维生素E含量的检测预习测试

🔔 **提示**

在整个任务实施过程中遵守实验室用水、用电安全操作指南及实验室各项规章制度、玻璃器皿、大型设备的安全使用规范。

📥 **任务实施**

一、实验准备

1. 仪器与设备

配图	仪器与设备	说明
	主要仪器:高效液相色谱仪(配紫外检测器)	本实验选用岛津LC-20A高效液相色谱仪配紫外检测器(UVD)

配图	仪器与设备	说明
	色谱柱（用于测定），用于反相液相色谱	C_{30}柱，柱长250mm，内径4.6mm，粒径3μm，或具同等性能的
	分析天平（量感为0.1mg）	称量完毕后，及时取出被称物品，并保持天平清洁
	恒温水浴振荡器	温度为：80℃±1℃
	旋转蒸发仪	温度为：40℃±1℃
	紫外分光光度计	标准储备溶液的浓度需用分光光度计进行校准
	氮吹仪	温度为：40℃±1℃

配图	仪器与设备	说明
	pH试纸	量程为1~14

2. 试剂及配制

配图	试剂名称	说明
	抗坏血酸、无水硫酸钠、氢氧化钾、2,6-二叔丁基对甲酚（BHT）	配制的量需根据实际样品的量计算
	无水乙醇、乙醚、石油醚等	操作过程中做好自身防护，防止烫伤
	甲醇（色谱纯）	以上试剂均有毒，且具有挥发性，需在通风橱中进行
	维生素A（视黄醇）及维生素E（α-、β-、γ-、δ-生育酚）标准品	—

配图	试剂名称	说明
	维生素A及维生素E标准储备溶液：100μg/mL	—
	维生素A及维生素E中间使用液：10μg/mL	—
	维生素A及维生素E标准系列工作溶液： 维生素A浓度为0.20，0.50，1.00，2.00，4.00，6.00μg/mL； 维生素E浓度为2.00，5.00，10.0，20.0，40.0，60.0μg/mL	（1）标准系列溶液现用现配，且经0.22μm滤膜过滤，线性相关系数（r）＞0.999； （2）标准储备溶液的浓度需用分光光度计进行校准

3. 检测样品

配图	样品名称	说明
	样品：市售乳粉	本任务选用市售的乳粉为实验样品

二、实施操作

1. 样品处理

配图	操作步骤	操作说明
	（1）皂化： ①称取2g（本次实验精确至0.01 g）乳粉置于150mL平底烧瓶中； ②加入约20mL温水，混匀； ③再加入1.0g抗坏血酸和0.1gBHT，混匀； ④加入30mL无水乙醇； ⑤加入10～20mL氢氧化钾溶液，混匀； ⑥于80℃恒温水浴振荡皂化30min； ⑦皂化后立即用冷水冷却至室温	（1）处理过程尽可能避光操作； （2）皂化时间一般为30min，如皂化液冷却后，液面有浮油，需要加入适量氢氧化钾溶液，并适当延长皂化时间

配图	操作步骤	操作说明
	（2）提取： ①将皂化液用30mL水转入一个250mL的分液漏斗中； ②加入50mL石油醚-乙醚混合液； ③振荡萃取5min； ④静置分层； ⑤将下层溶液转移至另一个250mL的分液漏斗中； ⑥加入50mL的混合醚液再次萃取，合并醚层	振荡萃取时，先水平振摇初混，再上下颠倒摇，前几次上下振摇过程中需要排气2~3次
	（3）洗涤：用约100mL水洗涤醚层，约需重复3次，直至将醚层洗至中性（用pH试纸检测下层溶液 pH），去除下层水相	在操作过程中，强调标准化操作，提高学生的标准化操作意识
	（4）浓缩： ①将洗涤后的醚层经无水硫酸钠（约3g）滤入250mL旋转蒸发瓶中； ②用约15mL石油醚冲洗分液漏斗及无水硫酸钠2次，并入蒸发瓶内； ③将其接在旋转蒸发仪上，于40℃水浴中减压蒸馏，待瓶中醚液剩下约2mL时，取下蒸发瓶； ④立即用氮气吹至近干； ⑤用甲醇分次将蒸发瓶中残留物溶解并转移至10mL容量瓶中，定容至刻度； ⑥溶液过0.22μm有机系滤膜后供高效液相色谱测定	—

三、高校液相色谱仪检测维生素 A 和维生素 E

配图	操作步骤	操作说明
	（1）开机 ①依次开启高效液相色谱仪各设备的电源，按照"溶液传输单元→检测器→柱温箱的顺序"，依次按下"power"键，切勿遗漏；	本次检测的设备是岛津LC-20A型高效液相色谱仪，开机前需检查色谱柱、检测器、流动相（流动相A为超纯水，流动相B为甲醇）

配图	操作步骤	操作说明
	②逆时针旋转排液阀至90°，按下"purge"键排液，待"purge"完成后，将排液阀归位	
	（2）依照国家标准设定仪器参数： ①流速为0.8mL/min； ②柱温为20℃； ③紫外检测波长：维生素A为325nm，维生素E为294nm； ④洗脱梯度见表6-4； ⑤设置完毕后，点击下载到设备	—
	（3）试样分析：将待测样品放置到自动进样器的指定位置，待界面出现"检测就绪""基线平衡"后，点击"单次分析"，输入样品名称，确认方法，保存路径、样品位置，进样体积10μL，点击确定	—
	（4）再解析 ①点击工作站软件，点击处理，点击再解析，得到标准品图谱与样品图谱； ②建立标准曲线计算方法；	—

配图	操作步骤	操作说明
	③分析得到样品浓度	—
	（5）关机： ①本次分析结束后，调用冲洗柱子的方法，冲洗约35min； ②关闭高效液相色谱系统各设备所有电源	—

表6-4　梯度洗脱表

时间/min	流动相A/%	流动相B/%	流速/（mL/min）
0.0	4	96	0.8
13.0	4	96	0.8
20.0	0	100	0.8
24.0	0	100	0.8
24.5	4	96	0.8
30.0	4	96	0.8

四、记录原始数据

在表6-5中记录原始数据。

表6-5 乳粉中维生素A和维生素E含量的检测原始数据记录表

项目名称			样品编号				
主要仪器设备							
检测依据			环境条件	温度 ℃，相对湿度 %			
主要检测步骤：							
仪器名称				仪器编号			
仪器条件	色谱柱	流动相	波长	流速		进样量	柱温
标准溶液浓度/ （μg / mL）							
响应值							
样品质量/g	I		II			III	
样品响应值							
样液定容体积/mL							
样品中维生素A或 维生素E的含量/ （g/kg）	X_1		X_2			X_3	
样品中维生素A或维 生素E的含量平均值							
备注							
检验人员				校核人员			
检验日期				校核日期			

五、数据处理

试样中维生素A或维生素E含量计算，计算如下。

$$X = \frac{\rho \times V \times f \times 100}{m}$$

式中 X——试样中维生素A或维生素E的含量，维生素A单位为μg/100g，维生素E单位为mg/100g；

ρ——根据标准曲线计算得到的试样中维生素A或维生素E的浓度，μg/mL；

V——定容体积，mL；

f——换算因子，维生素A为f=1，维生素E为f=0.001；

100——试样中量以每100克计算的换算系数；

m——试样的称样量，g。

计算结果保留三位有效数字。

═ 评价反馈 ═

"乳粉中维生素A和维生素E含量的检测"考核评价表

评价方式	考核项目	评价项目		评价要求	评价分数
自我评价10%	实验准备	1. 能正确计算试剂使用量		正确计算试剂（2分）	
		2. 能小组协作正确配制实验试剂		正确配制试剂（2分）	
	学习成果	课程目标完成情况		能完成课程目标（6分）	
学生互评20%	检测原理	能用检测原理解释实验结果		能口述检测原理（3分）	
	操作技能	1. 能按照操作规范进行食品（乳粉）中维生素A和维生素E的测定	标准溶液配制	操作正确（1分）	
			样品处理	操作正确（1分）	
			仪器准备、开机	正确检查色谱柱、检测器、输液泵等（1分）	
				正确检查流动相等（1分）	
				正确开启液相色谱仪（1分）	
			参数设置	流动相比例设置正确（1分）	
				梯度洗脱程序设置正确（1分）	
				检测器、柱温箱条件设置正确（1分）	
				方法保存、命名、下载正确（1分）	
			上机测试	单次分析信息填写正确（1分）	
				润洗三次，进样针无气泡（1分）	
				进样操作正确（1分）	
			仪器关机	降温、关机操作正确（1分）	

续表

评价方式	考核项目	评价项目		评价要求	评价分数
学生互评20%	操作技能	2. 能对检验结果进行记录和数据处理		完成再解析-标准曲线制作（1分）	
				完成再解析-样品测试（1分）	
				记录原始数据，书写计算过程，结果保留三位有效数字（1分）	
				结果判断正确（1分）	
教师学业评价70%	课前	方法能力	课前学习	课前能独立通过网络获取乳粉中维生素A和维生素E的检测标准，并归纳检测要点（5分）	
	课中	知识素质	相关知识	1. 能写出本次实验检测依据及方法（2分）	
				2. 能说出维生素A和维生素E的结构（2分）	
				3. 能写出维生素A和维生素E的来源（2分）	
				4. 能说出维生素A和维生素E的基本作用（2分）	
				5. 能说出维生素A和维生素E高效液相色谱法检测原理（2分）	
		实操能力	实验操作	1. 能写出工作流程（5分）	
				2. 能正确绘制检测流程图（5分）	
				3. 能按照操作规范进行食品（乳粉）中维生素A和维生素E的检测，能正确使用液相色谱仪（20分）	
				4. 能对检验结果进行记录和数据处理（10分）	
				5. 能正确判断维生素A和维生素E含量是否合格（2分）	
				6. 结果保留正确的有效数字（3分）	
				7. 结果记录真实，字迹工整，报告规范（5分）	
	课后	方法能力	任务拓展	完成豆浆粉中维生素A和维生素E含量的检测方案设计，绘制相关操作流程或录制检测视频（5分）	
总分					

注：每个评分项目里，一旦出现安全问题则计为0分。

● 学习心得

● 拓展训练

○ 完成豆浆粉中维生素A和维生素E的检测方案设计，绘制相关操作流程或录制
检测视频。(提示：可利用互联网、国家标准、微课等。)

巩固反馈

1. 阐述液相色谱法测定维生素A和维生素E的流程。

2. 阐述液相色谱法测定维生素A和维生素E的原理。

3. 课后总结所学内容，与老师和同学进行交流讨论并完成本任务的教学反馈。

任务三　乳粉中维生素 D 含量的检测

学习目标

知识目标	1. 能说出维生素D的来源及其基本作用。
	2. 能解释液相色谱法检测维生素D含量的原理。
	3. 能说出液相色谱法检测维生素D样品前处理的流程。
	4. 能制订出液相色谱法检测维生素D的实验流程。
技能目标	1. 能正确查找相关资料获取检测方法。
	2. 能熟练操作高效液相色谱仪。
	3. 能够独立应用液相色谱法进行维生素D的检测。
	4. 能准确进行数据记录与处理，并正确评价食品中维生素D含量是否符合标准。
素养目标	1. 能严格遵守实验现场8S管理标准进行试剂的整理与实验室的清扫，实验操作中强化安全意识，养成节约的习惯以及深入学习知识和技能的素养。
	2. 能与小组成员有效沟通，并具有全局意识和合作意识，能合理进行实验规划及人员分配，认真准确完成自身负责的实验部分。
	3. 能够形成严谨的工作作风，领会工匠精神，具备工匠品质，耐心细心地进行实验操作和数据处理。

■ 任务描述

维生素是使用最早且应用最广泛的营养强化剂。维生素D具有抗佝偻病的作用，并且与骨骼钙化有关。而人体合成维生素D不足，需要从外界获取，使得维生素D营养强化剂尤为重要，其摄入不足或者过量都影响着人们的健康。维生素D被GB 14880—2012《食品安全国家标准　食品强化剂使用标准》列为营养强化剂，其添加量有严格规定，作为食品营养标签上必须标示的营养成分，其标示含量必须准确无误，所以学习维生素D的检测方法对食品检验人员来说意义重大。

本任务依据GB 5009.296—2023《食品安全国家标准　食品中维生素D的测定》中"第一法　正相色谱净化-反相液相色谱法"进行维生素D含量检测，将按照以下环节完成。

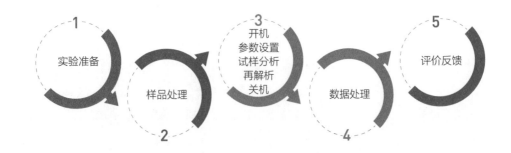

● 任务要求

1. 独立应用高效液相色谱法完成维生素D检测任务。
2. 独立应用高效液相色谱仪进行检测并进行数据分析。

● 知识导学

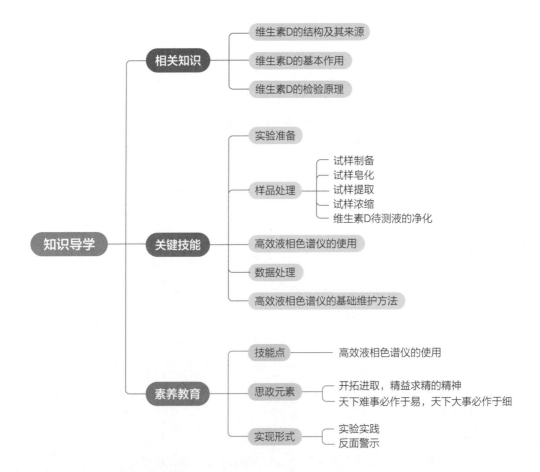

知识链接

一、资源链接

通过网络资源获取维生素D检测依据为GB 5009.296—2023《食品安全国家标准　食品中维生素D的测定》中"第一法　正相色谱净化-反相液相色谱法"进行维生素D含量检测及JJG 196—2006《常用玻璃量器检定规程》、GB/T 602—2002《化学试剂　杂质测定用标准溶液的制备》、GB/T 603—2023《化学试剂　试验方法中所用制剂及制品的制备》、GB/T 8170—2008《数值修约规则与极限数值的表示和判定》等相关资料。

二、相关知识

维生素D属于脂溶性维生素，是人体不可缺少的营养素，因具有抗佝偻病的作用，所以称为抗佝偻病维生素；因与骨骼钙化有关，又称为钙化醇。

（一）维生素D的结构及其来源

维生素D是固醇类衍生物。现已知的维生素D有多种，维生素D不是一种化学物质，而是许多化学结构类似的化学物质的总称。常见的维生素D主要包括两种类型：维生素D_2和维生素D_3，它们的结构很相似，如下所示：

维生素D_2
ergocalciferol
（vitamin D_2）

维生素D_3
cholecalciferol
（vitamin D_3）

维生素D_2主要来自真菌（例如在阳光下生长的蘑菇）和一些植物来源食物。维生素D_3仅存在于动物来源食物中，如多脂鱼（指各部肌肉混合后脂肪含量高于5.0%的鱼类）、鱼油、

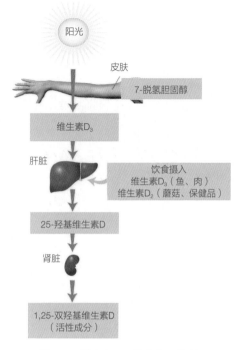

图6-2 维生素D_2及维生素D_3的来源

肝脏、蛋黄等。人体内天然的维生素D_3是由皮肤中普遍存在的7-脱氢胆固醇作为前体合成产生的。阳光是合成反应的关键，阳光中的紫外线B是将7-脱氢胆固醇转化为维生素D_3的催化剂。人工合成维生素D_3的方法与人和动物皮肤中天然产生的方法相似：从胆固醇产生7-脱氢胆固醇，然后紫外线辐射将7-脱氢胆固醇转化为维生素D_3形式。无论是从食物里摄取的，还是人体自身合成的，维生素D_2和维生素D_3都要经过人体的进一步代谢才能起作用。肝脏会将维生素D_2代谢为25-羟基维生素D_2，将维生素D_3代谢为25-羟基维生素D_3。这两种化合物统称为25-羟基维生素D，也称骨化二醇。正是骨化二醇对人体有重要作用。人体中维生素D来源及变化见图6-2。

（二）维生素D的基本作用

1820年，波兰医生观察到，生活在城镇的孩子佝偻病患病率明显高于农村孩子，他认为这与建筑物挡住了阳光有关，把患病孩子带到乡村接受更多的阳光照射，成功地治疗了患病孩子。当时科学界普遍认为，阳光治疗是不可思议的，但这位波兰医生依然坚持采用阳光疗法。又过了70年，英国医学会的报道，证实了阳光照射不足是佝偻病高发的主要原因。

维生素D最主要的作用是增加肠道对钙的吸收，从而调节骨骼生长、保持骨骼健康。当人体内有足够的维生素D时，人体对饮食摄入的钙能吸收30%～40%；如果维生素D缺乏，就只能吸收10%～15%。儿童缺乏维生素D会导致佝偻病；成年人缺乏维生素D会引起骨软化症和骨质疏松症。

（三）维生素D的检验原理

1. 正相色谱净化-反相液相色谱法

试样经氢氧化钾乙醇溶液皂化，液-液萃取净化、浓缩后，用正相高效液相色谱仪通过硅胶柱将维生素D与其他杂质分离，将收集的馏分浓缩后，再经反相色谱柱分离维生素D_2与维生素D_3，以紫外检测器检测，内标法（或外标法）定量。当试样中不含维生素D_2时，可用维生素D_2作内标测定维生素D_3；当试样中不含维生素D_3时，可用维生素D_3作内标测定维生素D$_2$。否则，用外标法测定。液相色谱法测定维生素D的检验程序见图6-3。

2. 液相色谱串联质谱法

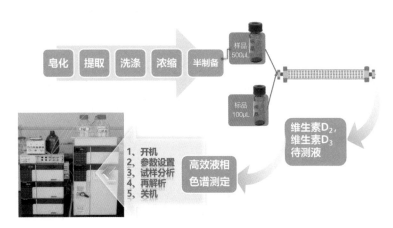

图6-3　液相色谱法测定维生素D的检验程序

液相色谱串联质谱法适用于食品中维生素D$_2$和维生素D$_3$的测定。试样中加入维生素D$_2$和维生素D$_3$的同位素内标后，经氢氧化钾乙醇溶液皂化（含淀粉试样先用淀粉酶酶解）、提取、硅胶固相萃取柱净化、浓缩后，反相高效液相色谱C$_{18}$柱分离，串联质谱法检测，内标法定量。

三、问题探究

实验过程中，如何对维生素D待测液进行净化？

（1）净化用正相高效液相色谱参考条件

①色谱柱：硅胶柱，柱长250mm，内径4.6mm，粒径5μm，或具同等性能的色谱柱。

②流动相：异丙醇-环己烷-正己烷溶液（2+125+125）。

③流速：1.0mL/min。

④波长：264nm。

⑤柱温：35℃。

⑥进样体积：500μL。

（2）操作步骤　将500L待测液注入正相液相色谱仪中，根据维生素D$_2$和维生素D$_3$标准溶液保留时间收集维生素D$_2$和维生素D$_3$馏分于试管中（至保留时间前3min将peek管从检测器中取出至接受管中）。将试管置于40℃水浴中以氮气吹至近干，准确加入1.0mL甲醇，振荡溶解残渣，即为试样测定液。

四、预习与讨论

阅读学习相关资源，归纳液相色谱法测定维生素D的相关知识；完成老师发布的预习小测验等相关预习任务，手机扫码完成预习测试。

乳粉中维生素D
含量的检测预习
测试

🔔 提示

在整个任务实施过程中遵守实验室用水、用电安全操作指南及实验室各项规章制度、玻璃器皿、大型设备的安全使用规范。

🖐 任务实施

一、实验准备

1. 仪器与设备

配图	仪器与设备	说明
	主要仪器：高效液相色谱（配紫外检测器）	正相高效液相色谱仪：带紫外检测器，进样器配500μL定量环；反相高效液相色谱仪：带紫外检测器，进样器配100μL定量环；本实验选用岛津LC-20A高效液相色谱仪配紫外检测器（UVD）
	色谱柱（用于测定），用于反相液相色谱	多环芳烃（PAH）C_{18}柱，柱长150mm，柱内径4.6mm，粒径5m，或相当者
	色谱柱（用于半制备），用于正相液相色谱	硅胶柱，柱长250mm，柱内径4.6mm，粒径5μm，或具同等性能的
	分析天平：量感为0.1mg	称量完毕后，及时取出被称物品，并保持天平清洁

配图	仪器与设备	说明
	恒温水浴振荡器	温度为：80℃±1℃
	旋转蒸发仪	温度为：40℃±1℃
	紫外分光光度计	标准储备溶液的浓度需用分光光度计进行校准
	氮吹仪	温度为：40℃±1℃
	pH试纸	量程为1~14

2. 试剂及配制

配图	试剂名称	说明
	抗坏血酸、无水硫酸钠、氢氧化钾、2,6-二叔丁基对甲酚（BHT）	配制的量需根据实际样品的量计算
	无水乙醇、石油醚	（1）操作过程中做好自身防护防止误伤； （2）石油醚具有挥发性，需在通风橱中操作
	正己烷（色谱纯），环己烷（色谱纯），甲醇（色谱纯）	以上试剂均有毒且具有挥发性，需在通风橱中进行操作
	维生素D_2及维生素D_3标准品	—

配图	试剂名称	说明
	维生素D₂及维生素D₃标准储备溶液100μg/mL	—
	维生素D₂及维生素D₃中间使用液10μg/mL	—
	维生素D₂及维生素D₃标准系列工作溶液质量浓度分别为50，100，200，400，600，1000μg/L	（1）标准系列溶液现用现配，且经0.22μm滤膜过滤，线性相关系数（r）>0.999；（2）标准储备溶液的浓度需用分光光度计进行校准

3. 检测样品

配图	样品名称	说明
	样品：市售乳粉	本任务选用市售的乳粉为实验样品

二、实施操作

1. 样品处理

配图	操作步骤	操作说明
	（1）试样制备： ①称取均质后试样约25g（本次实验精确至0.01g）乳粉于250mL干燥玻璃瓶中； ②加入约200mL温水（40~45℃），记录加水后的溶液质量（m_2，精确至0.01g）； ③充分混匀溶解，室温避光放置15min，每隔5min振摇30s，称取制备后的浆液20~50g（m_3，精确至0.01g）至150mL平底烧瓶中，按公式计算样品质量（m），混匀； （2）皂化： ①于平底烧瓶中，加入100L内标使用液，加入1.0g抗坏血酸和30~50mL的BHT-乙醇溶液，混匀； ②加入20~30mL氢氧化钾溶液，混匀； ③于80℃恒温水浴振荡皂化30min； ④皂化后立即用冷水冷却至室温	计算公式如下 $$m = \frac{m_1 \times m_3}{m_2}$$ 处理过程尽可能避光操作；皂化时间一般为30min，如皂化液冷却后，液面有浮油，需要加入适量氢氧化钾溶液，并适当延长皂化时间
	（3）提取： ①将皂化液用30mL水转入一个250mL的分液漏斗中； ②加入50mL石油醚； ③振荡萃取5min； ④静置分层； ⑤将下层溶液转移至另一个250mL的分液漏斗中； ⑥加入50mL的石油醚液再次萃取，合并醚层，用约150mL水洗涤醚层，去除下层水相，约需重复3次，直至将醚层洗至中性（用pH试纸检测下层溶液pH）	振荡萃取时，先水平振摇初混，再上下颠倒摇，前几次上下振摇过程中需要排气2~3次

配图	操作步骤	操作说明
	（4）浓缩： ①将洗涤后的醚层经无水硫酸钠（3～5cm）滤入250mL旋转蒸发瓶中； ②用约15mL石油醚冲洗分液漏斗及无水硫酸钠2次，并入蒸发瓶内； ③将其接在旋转蒸发仪上，于40℃水浴中减压蒸馏，待瓶中醚液剩下约1mL时，取下蒸发瓶； ④立即用氮气吹至近干； ⑤用石油醚将浓缩液转移至2mL容量瓶，氮吹近干，用正己烷定容至刻度； ⑥溶液过0.45μm有机系滤膜	此步骤比较烦琐，但也是前处理的关键步骤，古人云，"天下难事必作于易，天下大事必作于细"，工作中我们需要这种认真的态度和踏实的作风，扎扎实实做好每一件小事
  正相高效液相色谱参考条件： ①色谱柱：硅胶柱，柱长250nm，柱内径4.6mm，粒径5μm，或同等性能的色谱柱； ②流动相：异丙醇-环己烷-正己烷溶液（2+125+125）； ③流速：1.0mL/min； ④波长：264nm； ⑤柱温：35℃； ⑥进样量：500μL	（5）维生素D待测液的净化： ①正相高效液相色谱参考条件如配图所示； ②将500L待测液注入正相液相色谱仪中，根据维生素D$_2$和维生素D$_3$标准溶液保留时间收集维生素D$_2$和维生素D$_3$馏分于试管中；将试管置于40℃水浴中氮气吹至近干，准确加入1.0mL甲醇，振荡溶解残渣，即为试样测定液	全自动（在线）或半自动（离线）的馏分收集器可优化操作参数后使用

2. 高效液相色谱仪的使用

配图	操作步骤	操作说明
	（1）开机： ①依次开启高效液相色谱仪各设备的电源； ②按照"溶液传输单元→检测器→柱温箱的顺序"，依次按下"power"键，切勿遗漏	本次检测的设备是岛津LC-20A型高效液相色谱仪；开机前检查色谱柱、检查检测器、检查流动相等
	③逆时针旋转排液阀至90°，按下"purge"键排液，待"purge"完成后，将排液阀归位	
  反相液相色谱参考条件： ①色谱柱：C_{18}柱，柱长250mm，柱内径4.6mm，粒径5μm，或具同等性能的色谱柱； ②流动相：95%甲醇； ③流速：1mL/min； ④检测波长：264nm； ⑤柱温：35℃±1℃； ⑥进样量：100μL	（2）参数设置：打开电脑，点击工作站软件，依照国家标准设定仪器参数，具体数值见配图，点击下载到设备	—

配图	操作步骤	操作说明
	（3）试样分析：将待测样品放置到自动进样器的指定位置，待界面显示"检测就绪""基线平衡"后，点击"单次分析"，输入样品名称，确认方法，保存路径、样品位置，进样体积100μL，点击确定	—
	（4）再解析：点击工作站软件，点击"处理"，点击"再解析"，得到标准品图谱和样品图谱	—
	（5）建立标准曲线：分析得到样品浓度	—
	（6）关机： ①本次分析结束后，调用冲洗柱子的方法，冲洗约35min； ②关闭高效液相色谱系统各设备所有电源	—

三、记录原始数据

在表6-6中记录原始数据。

表6-6 乳粉中维生素D含量的检测原始数据记录表

项目名称				样品编号				
主要仪器设备								
检测依据				环境条件		温度　℃，相对湿度　%		
主要检测步骤：								
仪器名称					仪器编号			
仪器条件	色谱柱	流动相	波长	流速			进样量	柱温
标准曲线浓度/（μg/mL）	0.05	0.10	0.20	0.40	0.60	1.00		
响应值								
试样的取样量/g	I			II			III	
试样响应值								
样液定容体积/mL								
试样中维生素D的含量	X_1			X_2			X_3	
试样中维生素D的含量平均值								
备注								
检验人员					校核人员			
检验日期					校核日期			

四、数据处理

试样中维生素D_2（或维生素D_3）的含量，内标法按式（1）和式（2）计算，外标法按式（3）计算。

$$X = \frac{N \times 100}{m \times 1000} \quad\quad\quad\quad （1）$$

式中　X——试样中维生素D_2（或维生素D_3）的含量，μg/100g；

　　　　N——试样溶液中维生素D_2（或维生素D_3）与其对应内标的峰面积比值对应的质量，ng，按式（2）计算；

　　　100——由每克换算为每百克的换算系数；

　　　　m——试样的取样量，g；

　　1000——由ng换算为μg的换算系数。

$$N = K \times N_{in} \quad\quad\quad\quad （2）$$

式中　K——从标准曲线查得的质量比；

　　　N_{in}——试样中加入的内标质量，ng。

$$X = \frac{c \times V_1 \times V_3 \times 100}{m \times V_2 \times 1000} \times f \quad\quad\quad\quad （3）$$

式中　X——试样中维生素D_2（或维生素D_3）的含量，pg/100g；

　　　　c——根据标准曲线得到的进样溶液中维生素D_2（或维生素D_3）的质量浓度，μg/L；

　　　V_1——正相色谱净化时试样溶液定容体积，mL；

　　　V_3——反向色谱测定时试样溶液定容体积，mL；

　　　100——由每克换算为每百克的换算系数；

　　　　m——试样的取样量，g；

　　　V_2——正相色谱净化时试样溶液取用体积，mL；

　　1000——由μg/L换算为μg/mL的换算系数；

　　　　f——稀释因子。

计算结果以重复性条件下获得的二次独立测定结果的算术平均值表示，结果保留三位有效数字。

如试样中同时含有维生素D_2和维生素D_3，维生素D的测定结果以维生素D_2和维生素D_3的含量之和计算。

评价反馈

"乳粉中维生素D含量的检测"考核评价表

评价方式	考核项目	评价项目		评价要求	评价分数
自我评价10%	实验准备	1. 计算试剂使用量		正确计算试剂（2分）	
		2. 小组协作配制实验试剂		正确配制试剂（2分）	
	学习成果	课程目标完成情况		能完成课程目标（6分）	
学生互评20%	检测原理	能用检测原理解释实验结果		能口述检测原理（3分）	
	操作技能	1. 能按照操作规范进行食品（乳粉）中维生素D的测定	标准溶液配制	操作正确（1分）	
			样品处理	操作正确（1分）	
			仪器准备、开机	检查色谱柱、检测器、输液泵等（1分）	
				检查流动相等（1分）	
				正确开启液相色谱仪（1分）	
			参数设置	流动相比例设置正确（1分）	
				梯度洗脱程序设置正确（1分）	
				检测器、柱温箱条件设置正确（1分）	
				方法保存、命名、下载正确（1分）	
			上机测试	单次分析信息填写正确（1分）	
				润洗三次，进样针无气泡（1分）	
				进样操作正确（1分）	
			仪器关机	降温、关机操作正确（1分）	
		2. 能对检验结果进行记录和数据处理		再解析：标准曲线制作正确（1分）	
				再解析：样品测试正确（1分）	
				记录原始数据，书写计算过程，结果保留三位有效数字（1分）	
				结果判断（1分）	

续表

评价方式	考核项目		评价项目	评价要求	评价分数
教师学业评价70%	课前	方法能力	课前学习	课前能独立通过网络学习资源库获取乳粉中维生素D的检测标准，并归纳检测要点（5分）	
	课中	知识素质	相关知识	1. 能正确写出本次实验检测依据及方法（2分）	
				2. 能正确说出维生素D的结构（2分）	
				3. 能正确写出维生素D的来源（2分）	
				4. 能正确说出维生素D的基本作用（2分）	
				5. 能正确说出高效液相色谱法检测维生素D的原理（2分）	
		实操能力	实验操作	1. 能正确写出工作流程（5分）	
				2. 能完成检测流程图（5分）	
				3. 能按照操作规范进行食品（乳粉）中维生素D的检测，能正确使用液相色谱仪（20分）	
				4. 能对检验结果进行记录和数据处理（10分）	
				5. 能正确判断试样中维生素D含量是否合格（2分）	
				6. 结果正确保留有效数字（3分）	
				7. 结果记录真实，字迹工整，报告规范（5分）	
	课后	方法能力	任务拓展	完成豆浆粉中维生素D的检测方案设计，绘制相关操作流程或录制检测视频（5分）	
			总分		

注：每个评分项目里一旦出现安全问题则计为0分。

● 学习心得

● 拓展训练

> ◇ 完成豆浆粉中维生素D的检测方案设计，绘制相关操作流程或录制检测视频。（提示：可利用互联网、国标、微课等。）

📝 巩固反馈

1. 阐述液相色谱法检测维生素D的流程。

2. 阐述液相色谱法检测维生素D的原理。

3. 实验过程中，如何对维生素D进行半制备？

4. 课后总结所学内容，与老师和同学进行交流讨论并完成本任务的教学反馈。

附录

职业素养考核评价表

学生姓名：_____　　　　班级：_____　　　　日期：_____

评价项目	评价要求	不合格	合格	良	优
出勤 （10分）	1. 迟到3min以上为0分 2. 旷课1次为0分 3. 课中出教室1次为5分，2次为0分	0	5	—	10
仪容仪表 （20分）	1. 工服、仪容符合规范为20分 2. 工服和仪容有一项不符合为10分 3. 仪容和工服不符合规范为0分	0	10	—	20
工作过程 （40分）	1. 操作台洁净整齐为10分 2. 操作台基本洁净整齐为5分 3. 操作台不洁净不整齐为0分	0	5	7	10
	1. 实验工具码放洁净整齐为10分 2. 实验工具码放整齐为7分 3. 实验工具码放基本整齐为5分 4. 实验工具码放不整齐为0分	0	5	7	10
	1. 试剂领用符合规范为10分 2. 试剂领用不符合规范为0分	0	—	—	10
	按遵守实训室规章制度（节约能源、垃圾分类）的程度评分	0	5	7	10
沟通与表达 （10分）	1. 能口头展示自己的工作任务占5分 2. 能口头分享自己的工作成果占5分	0	5	—	10
团队合作 （5分）	按与小组成员合作的融洽程度评分	0	2	—	5
工作主动性 （10分）	按参与工作的主动性评分	0	5	—	10
社会主义核心价值观 （5分）	1. 具有社会主义核心价值观为5分 2. 缺乏社会主义核心价值观为0分	0	—	—	5
劳动精神与工匠精神 （附加分20分）	1. 甘于奉献，争创一流的劳动精神 2. 精益求精，勇于创新的工匠精神	0	10	15	20
共计					

注：①违反课堂规范按0分处理；
　　②实验中出现任何安全问题按0分处理；
　　③工作过程标准参照实训室8S管理规范和实训制度。

参考文献

［1］余晓琴. 食品中水分的测定标准解读［N］. 中国市场监管报，2021-12-16（008）.

［2］王浩，郑晗，肖满，等. 爆珠水分含量测定方法比较研究［J］. 香料香精化妆品，2020（06）：1-6+11.

［3］潘晓东，汤婷婷，汤鋆. 山核桃仁中水分的测定［J］. 中国卫生检验杂志，2011，21（05）：1115+1117.

［4］钟红舰，魏红. 索氏抽提法测定粗脂肪含量的改进［J］. 粮油加工与食品机械，2004，2：39-40.

［5］董彩霞. 索氏提取法测定食品脂肪含量应注意的问题［J］. 中国质量技术监督，2014，7：73.

［6］冯慧，洪家敏. 索氏抽提法测定大豆粉中脂肪含量方法改进研究［J］. 中国食物与营养，2009（8）：50-51.

［7］魏永义，刁静雯，张莉. 索氏抽提法测定火腿肠中的脂肪含量［J］. 肉品实验研究，2015（2）：16-17.

［8］韩菊，罗敏，高文惠. 食品中脂质提取方法研究进展［J］. 河北工业科技，2000，17（1）：38-40.

［9］李林轩，李硕. 专用小麦粉加工技术探讨［J］. 面粉通讯，2008（4）：35-37.

［10］欧旭. 关于肉制品淀粉含量测定方法的探讨［J］. 中国质量技术监督，2008，（5）：56-57.

［11］明霞，刘素华，李自强，等. 熟肉制品中淀粉含量测定及分析［J］. 山东食品科技，2003，（11）：8.

［12］吴志军. 肉制品中淀粉含量测定方法改进［J］. 食品研究与开发，2001，22（12）：66-67.

［13］郑建仙. 功能性食品（第一卷）［M］. 北京：中国轻工业出版社，1999：14.

［14］金宗濂. 保健食品的功能评价与开发［M］. 北京：中国轻工业出版社，2001，292-293.

［15］杜寿玢. 食物纤维与糖尿病［J］. 生理科学进展，1981，12（3）：234.

［16］孙群，何强. 仪器分析［M］. 成都：四川大学出版社，2018.

［17］马全红，吴莹. 分析化学实验［M］. 南京：南京大学出版社，2020.

［18］郑倩清，欧阳珮珮，黄诚. 自动凯氏定氮仪测定食品中蛋白质消化条件的改进
［J］. 食品安全质量检测学报，2019，（10）：3209-3214.

［19］冯旭东，安卫东，丁毅，等. 蛋白质快速检测仪测定乳及乳制品中蛋白质［J］.
分析化学，2011，39（10）：1496-1500.

［20］梁小玲，张巧苑，李洁珠. 酱油酿造工艺分析［J］. 现代食品，2022，28（08）：
65-67.

［21］林伟，郑国伟. 酱油中氨基酸态氮的两种测定方法比较［J］. 食品安全导刊，
2022（01）：114-116.

［22］张磊，黄华. 食品营养素检测［M］. 北京：中国劳动社会保障出版社，2013：
174-184.

［23］徐文华，姜勇，张吉祥，等. 银量法测定肉制品中氯化物的方法研究［J］. 食品
与发酵科技，2020，56（01）：106-108.

［24］郑欢，徐红彦，王惠民，等. 样品中氯化钠含量测定比对计划情况分析［J］. 海
峡科技与产业，2019（05）：136-138.

［25］杨娟，刘晓莉，单晓雪，等. 粮食水分检测方法优化［J］. 粮食储藏，2020，49
（04）：45-50.

［26］郑超，王月秋. 食品中水分的测定方法［J］. 黑龙江科技信息，2016（22）：8.

［27］姚军. 两种测定食品水分方法的比较研究［J］. 食品研究与开发，1999（02）：
57-58.